최강의
신체 능력
레벨업

프로 선수가 실천하는 탈력 스킬 훈련법

최강의
신체 능력
레벨업

스포츠 트레이너/이학요법사(물리치료사) **나카노 다카시** 지음 | **황세정** 옮김

시그마북스
Sigma Books

최강의 신체 능력 레벨업

발행일 2024년 6월 10일 초판 1쇄 발행
지은이 나카노 다카시
옮긴이 황세정
발행인 강학경
발행처 시그마북스
마케팅 정제용
에디터 최윤정, 최연정, 양수진
디자인 강경희, 김문배, 정민애

등록번호 제10-965호
주소 서울특별시 영등포구 양평로 22길 21 선유도코오롱디지털타워 A402호
전자우편 sigmabooks@spress.co.kr
홈페이지 http://www.sigmabooks.co.kr
전화 (02) 2062-5288·9
팩시밀리 (02) 323-4197
ISBN 979-11-6862-247-0 (13510)

Saikyo No Shintainouryoku Pro Ga Jissen Suru Datsuryoku Skill No Kitaekata
©Takashi Nakano 2023
All rights reserved.
Originally published in Japan by KANKI PUBLISHING INC., Korean translation rights arranged
with KANKI PUBLISHING INC., through AMO AGENCY

일러스트 카즈모이스
촬영 시마모토 에리카

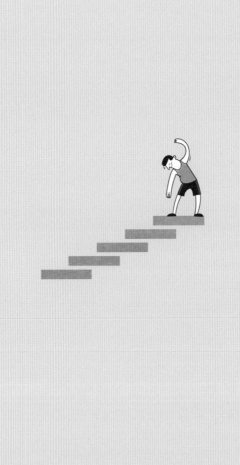

차례

제 1 장 사람은 무의식적으로 '긴장'해 있다

제 2 장 '탈력 스킬'이 움직일 수 있는 몸을 만든다

제 **3** 장 **'탈력 트레이닝'을 배우자**
〈기초편〉

제 **4** 장 **'탄력 트레이닝'의 핵심을 알다
〈발전편〉**

3 단계

머리말

스포츠 분야에서 뛰어난 수행 능력(performance)을 발휘하는 선수와 그렇지 못한 선수의 차이는 어디에서 비롯될까요? 선수나 지도자라면 누구나 한 번쯤 이러한 고민을 해봤을 것입니다. 저 또한 운동선수의 수행 능력 향상을 돕는 일을 맡게 된 이후, 한시도 이러한 고민에서 벗어나 본 적이 없습니다.

세상에는 다양한 훈련법이 있습니다. 어떤 훈련법을 선택할지는 어디까지나 선수 개인의 선택이며 저마다 나름의 이유가 있겠지만, 모든 훈련법에는 **부상 방지와 수행 능력 향상**이 요구됩니다. 하지만 지난 수십 년간, 아무리 근육을 단련하고 훈련을 열심히 해도 부상에 시달리거나 수행 능력이 향상되지 않아 고민하는 선수들은 늘 존재해 왔습니다.

그러한 현실을 타파하기 위해, 저는 부상 없이 뛰어난 수행 능력을 꾸준히 발휘해온 선수들을 철저히 분석했습니다. 그리고 그러한 선수들에게 명확한 공통점이 있다는 사실을 발견했습니다. 부상 걱정 없이 뛰어난 수행 능력을 발휘하는 선수들의 공통점, 즉 '최강의 신체 능력'이란 무엇일까요?

그 질문에 대한 답은 **이 책의 주제인 '탈력(脫力)'**에 있습니다.

끊임없는 부상에 시달려야만 했던 나의 야구 인생

여기서 잠시 제 이야기를 해보려고 합니다.

저는 중학교 때부터 대학교 때까지 야구부에서 투수나 외야수로 뛰면서 줄곧 어깨와 팔꿈치 부상에 시달렸습니다. 스포츠 정형외과나 정체교정원, 접골원 등을 오래 다녀도 좀처럼 낫질 않아 결국 근육을 단련시키는 방향으로 훈련을 전환했습니다. 하지만 끊임없이 훈련해 **체격이 변할 정도로 근력이 강해졌는데도 결국 부상을 떨쳐내지 못했습니다.**

'힘을 주는 훈련법'에만 힘쓰는 것이 과연 맞는지 의문이 들기 시작한 시기가 바로 이때였습니다.

그 후 저는 대학교에 들어가 생물역학을 공부해 교원 자격증을 땄고, 이학요법사 자격증까지 취득했습니다. 그리고 줄곧 스포츠 트레이너나 피지컬 코치로 활동하며 주로 프로 선수를 대상으로 다양한 종목의 운동선수를 돕고 있지만, 전문가가 된 지금에 와서 새삼 확신하는 점이 있습니다. 바로 **근력 운동을 필두로 한 '근육 단련' 위주의 훈련법이 반드시 운동 수행 능력을 향상한다고는 보장할 수 없다는 사실**입니다.

근육을 아무리 열심히 단련해도 부상이 자꾸만 재발하는 선수나 훈련을 통해 힘은 세졌지만, 도리어 운동 수행 능력은 떨어져 버린 선수가 셀 수 없이 많았습니다. 누구보다 스포츠에 진심인 선수가 부상으로 고민하는 모습은 곁에서 지켜보기조차 힘듭니다. 스포츠 선수가 경기에 복귀하기 위해 거쳐야만 하는 재활 훈련은 그야말로 처절합니다. 저는 그런 광경을 볼 때마다 체격이 변할 정도로 훈련에 매진했음에도 부상과 재활을 반복하며 괴로움에서 벗어나지 못했던 저 자신의 모습이 떠오릅니다.

물론 부상 여부나 수행 능력은 개인마다 차이가 나므로 이처럼 단순하게 인과 관계를 따지기란 어렵습니다. 하지만 '근육 단련' 위주의 훈련만으로 문제를 해결하지 못하는 선수들에게 '힘을 빼는 법을 잘 모른다'라는 공통점이 있는 것만은 분명합니다.

이 책에서는

- 힘을 자유자재로 주었다 뺐다 할 수 있는 기술 = **탈력 스킬**
- 탈력 스킬을 익히는 훈련 = **탈력 트레이닝**

으로 정의하고, 여러 종목에 도움이 될 만한 트레이닝 방법을 소개하려고 합니다. 이것들은 실제로 제가 프로 선수들을 지도할 때 사용하는 방법입니다.

참고로 자세한 내용은 뒤에서 다루겠지만, 탈력 트레이닝에서는 특히 신체 동작의 근간이 되는 ① 어깨뼈(견갑골), ② 척추, ③ 엉덩관절 (고관절)의 움직임을 개선하는 훈련을 합니다. 이를 통해 탈력 스킬을 익히면 다음과 같은 네 가지 장점을 얻을 수 있습니다.

① 힘을 주거나 빼는 정도를 세밀하게 조절할 수 있게 되어 신체 조작성이 향상된다.

② 머릿속에 떠올린 동작과 실제 동작의 차이가 줄어든다(경기에 필요한 기술을 빠르게 습득할 수 있다).

③ 연동성이 향상되어 힘을 효율적으로 전달할 수 있게 되므로 큰 힘을 낼 수 있게 되고, 부상이나 피로, 컨디션 난조 등이 줄어든다.

④ 신장 반사가 일어나기 쉬워져 큰 힘을 낼 수 있다.

이 책을 집어 드신 여러분 중에는 운동부에서 활동하는 학생이나 운동을 취미로 하는 사회인 같은 아마추어도 계실 테고, 운동이 일상인 삶을 사는 프로 선수도 많으리라 생각합니다. 아마도 이제껏 다양한 트레이닝을 시도해 왔겠지만, 탈력 스킬을 익히고 나면 지금 여러분이 하는 훈련의 효과도 함께 향상될 것입니다.

탈력 트레이닝을 단독으로 하지 말고, **근력 강화 트레이닝과 병행하면 더 큰 상승효과를 기대할 수 있습니다.** 그야말로 '최강의 신체 능력'을 기르는 첫걸음인 셈입니다.

그러니 여러분의 일상적인 훈련 루틴에 이러한 탈력 트레이닝을 추가해보세요. 그리고 일상적인 동작을 할 때도 힘을 빼는 감각에 좀 더 집중해보세요. 그러면 이제껏 경험해보지 못한 새로운 감각을 느끼게 될 것입니다. 그것이 여러분의 수행 능력 향상에 도움이 되어줄 것입니다.

스포츠 트레이너 겸 이학요법사

나카노 다카시(中野 崇)

이 책을 읽기 전에 먼저 생각했으면 하는 점

여러분은 힘을 잘 빼시나요?

저는 평소에 여러 프로 선수들을 대상으로 운동 수행 능력을 향상시키기 위한 훈련을 지도하는데, **선수들이 대부분 고민하는 부분이 바로 '힘주기는 잘하지만, 힘을 빼는 건 어렵다'**라는 점입니다.

- **동작은 하는 과정에서 힘을 빼야 하는 순간에 빼지 못한다**
- **힘을 과하게 준다**

그러다 보니 운동 수행 능력을 제대로 발휘하지 못하거나 부상을 입는 경우가 허다합니다. 이는 프로 선수들도 대부분 안고 있는 고민입니다. 하지만 힘을 잘 빼지 못한다는 문제점을 선수 본인이 인식하고 있다고 해도 **어떤 식으로 훈련해야 '힘을 빼는 능력'을 기를 수 있는지**

알지 못합니다. 그런 선수들이 저에게 훈련 지도를 의뢰해옵니다.

프로 선수들이 힘을 빼려고 하는 이유는 무엇일까?

그렇다면 어째서 프로 선수들은 의식적으로 힘을 빼려고 하는 것일까요? 시합이나 연습 중에 '힘을 더 줘'라는 말보다 '힘을 더 빼', '좀 더 긴장을 풀고 해봐'라는 말을 더 많이 듣는 이유가 무엇일까요? 경기에서 승리한 후, 인터뷰에서 '긴장을 풀고 편안하게 할 수 있었습니다', '힘을 빼려고 노력했습니다'라고 말하는 선수들이 많은 이유는 무엇일까요?

실제로 **프로 선수들은 운동 수행 능력을 발휘하기 직전에 몸을 흔들어 긴장을 풀려고(힘을 빼려고) 노력합니다.** 뛰어난 실력을 갖춘 선수들은 특히나 더 그렇습니다. 이들은 부드러운 동작을 할 때뿐만이 아니라, 힘을 내기 전에도 반드시 몸을 한 번 풀어서 힘을 빼려고 합니다.

이는

- 몸이 긴장해서 굳어 있으면 뛰어난 운동 수행 능력을 발휘하지 못한다는 점
- 강한 힘을 내려면 일단 힘을 뺀 상태에서 시작해야만 한다는 점

을 선수들이 감각적으로 알아차리고 있다는 뜻입니다.

이 책의 제목은 '최강의 신체 능력 레벨업'입니다. '최강'이라는 단어를 들으면 아마 많은 분이 울퉁불퉁한 근육질의 몸을 떠올릴지도 모르겠습니다. 하지만 **근력이 강한 것과 수행 능력이 뛰어난 것은 다르며, 근력이 강하다고 해서 부상을 막을 수 있는 것도 아닙니다.** 지금쯤 알아차리셨을 수도 있지만 '최강의 신체 능력'과 '탈력'은 떼려야 뗄 수 없는 관계입니다.

탈력은 '감각'이 아니라 '스킬'이다

하지만 유감스럽게도 몸의 힘을 빼는 일은 말처럼 그리 쉽지 않습니다. 그렇기에 프로 선수들도 자신의 수행 능력을 향상하기 위한 과제로 '탈력'을 꼽습니다.

이렇게 말하면 힘을 잘 빼는 능력도 마치 '타고난 감각'처럼 들리겠지만, 그렇지는 않습니다. **'탈력'은 어디까지나 인간이 지닌 능력 중 하나이며, 능력인 이상 적절한 훈련을 통해 향상할 수 있습니다.**

그러한 방법을 이 책에 상세히 설명해 나갈 생각입니다.

훈련 동영상을 보려면

'동영상은 여기'라고 표시된 훈련은 동영상을 통해 실제 동작을 확인할 수 있습니다. 이 책에 적힌 설명과 함께 동영상에 나오는 생생한 움직임과 속도 등을 확인하면서 동작을 따라 해보시기 바랍니다.

동영상 보는 법

① QR코드 인식 애플리케이션(없을 경우 다운로드 받으세요)을 열어 QR 코드를 인식합니다.

② 링크된 동영상을 재생해 시청합니다.

※ 동영상이나 동영상이 게재된 웹 페이지는 예고 없이 변경 또는 중지될 수 있습니다. 미리 양해 바랍니다.
※ 소지하신 스마트폰 기종에 따라 동영상이 재생되지 않을 수도 있습니다.

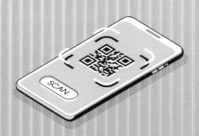

제 **1** 장

사람은 무의식적으로 '긴장'해 있다

부상이나 컨디션 난조의 원인은?

스포츠를 한 번이라도 해본 사람이라면 누구나 다음과 같은 일로 고민해본 적이 있을 것입니다.

'연습을 정말 열심히 하는데도 정작 경기에만 나가면 제 실력을 발휘하지 못해.'

'근력 운동이나 스트레칭을 꼼꼼히 하는데도 툭하면 통증이 생기는 등 몸 상태가 좋지 않아.'

'어째서인지 부상이 잦아.'

'한 번 다치고 나니 자꾸만 부상이 재발해……'

프로 선수든 아마추어 선수든 간에 스포츠 경기에서 좋은 결과를 내려면 경기에 필요한 기술을 연마하는 것만큼이나 자신의 몸을 단련하는 것이 중요합니다. 하지만 많은 선수에게 그만큼, 아니 그 이상으로 필요한 것이 있습니다. 바로 '탈력' 능력과 그것을 익히기 위한 트레이닝입니다. **실제 경기에서 수행 능력을 제대로 발휘하지 못하거나 부상을 입는 이유가 모두 몸의 긴장, 즉 '몸에 힘을 준 상태'와 깊은 관련이 있기 때문**입니다.

비단 스포츠뿐만 아니라, 중요한 시험을 칠 때나 많은 사람 앞에서 이야기할 때처럼 '절대로 실패해서는 안 되는 순간'을 맞닥뜨리면 몸과 마음이 크게 긴장해 자유로운 동작과 사고가 불가능해지는 경우가 많습니다. 그런 상황에서 특히나 몸의 자유로운 움직임을 방해하는 요인이 바로 '몸에 들어간 힘'입니다.

몸에 힘이 잔뜩 들어간 경우, ① 몸에 힘이 들어간 사실을 자각하지 못하고 있거나, ② 몸에 들어간 힘을 빼려고 해도 빠지지 않는 상황일 수 있습니다.

이렇게 긴장으로 몸에 힘이 바짝 들어간 상태에서는 프로 선수조차 힘을 쉽게 빼지 못합니다. 참으로 난감할 수밖에 없지요.

▶▶▶

'이족 보행'으로 인간이 잃은 것

그렇다면 우리의 몸에 이렇게 힘이 들어가기 쉬운 이유는 대체 무엇일까요.

이유 ① 이족 보행을 유지하기 위해

첫 번째 이유는 새삼스레 말할 필요도 없지만, 이족 보행입니다. 우리 몸에는 수직 방향, 즉 머리부터 발끝까지 늘 세로 방향으로 중력이라는 강한 힘이 작용하고 있습니다. 더군다나 머리의 무게는 성인을 기준으로 체중의 약 10%를 차지합니다. 그렇게나 **무거운 머리를 불**

안정한 두 다리로 지탱한 채 움직여야 하므로 우리 몸은 항상 긴장할 수밖에 없습니다.

다시 말하면 우리 몸을 긴장시키는 근본적인 원인은 중력에 대항해 자세를 유지하려는 데에 있습니다. 즉, 우리 몸은 애초에 힘을 빼기보다는 힘을 주기가 더 수월하다는 뜻입니다.

이족 보행을 하게 되면서 양손이 자유로워진 결과, 인간의 지능이 발달했고 고도의 문명을 이룩하게 되었다는 사실은 아마 역사나 생물 수업 때 배웠을 것입니다. 양손이 몸을 지탱하는 역할에서 해방되자 인간은 물건을 빠른 속도로 던지는 식의 동작이 가능해졌고, 이는 사냥이나 스포츠를 탄생시키는 계기가 되었습니다.

하지만 그와 동시에 인간은 사족 보행을 했을 당시, **안정적으로 균형을 잡은 상태에서 자연스레 했던 부드러운 신체(특히 척추) 동작을 포기**하게 되었습니다. 그 결과 어깨뼈와 척추, 엉덩관절의 연동성을 잃기 쉬워졌고, 이를 보완하기 위해 몸에 더 힘을 쉽게 줄 수 있게 된 것입니다.

이유② 스트레스 사회에서는 긴장 상태가 기본

아시다시피 우리는 스트레스가 극심한 사회에 살고 있습니다. 외적인 자극이나 인간관계처럼 현대인은 늘 주변에서 가해지는 압박과 스트레스에 시달리고 있습니다. 이제는 **긴장 상태가 기본**이라 할 수 있을 정도입니다. 뇌가 받아들이는 스트레스 정보가 신경을 통해 근육을 긴장시키거나 자율신경의 혼란을 초래해 몸에 각종 문제를 일으킨다는 사실도 잘 알고 계실 것입니다.

이 밖에도 세 번째 이유로 사람들이 하는 훈련 대부분이 '근육 단련' 위주의 트레이닝에 치중되어 있다는 문제점 또한 들 수 있지만, 이에 대해서는 나중에 다루도록 하겠습니다. 일단 지금은 우리가 **평소에 긴장을 강요당하기 쉬운 상태에 놓여 있다**는 사실을 알아두셨으면 합니다.

'몸에 힘이 들어갔을 때' 생기는 가장 큰 폐해

몸에 힘이 들어가면 알지 못하는 사이에 수행 능력에 문제가 생기거나 부상이 유발되어 해결책을 찾기가 어려워지는 경향이 있습니다. '몸에 힘이 들어가면' 구체적으로 어떠한 영향을 끼치는지 대표적인 사례를 통해 알아봅시다.

폐해 ① **머릿속으로 떠올린 대로 움직여지지 않는다**

이 책을 집어 드신 분 중에는 아마 자신이 하는 스포츠의 운동 수행 능력을 더 끌어올리고 싶은 사람이나 신체 메커니즘에 관심이 있는 사람, 어딘지 모르게 몸에 불편함을 느끼는 사람이 많으리라 생각합니다. 몸을 움직일 때는 흔히 눈에 보이는 동작에만 주목하기 쉽지만, 예를 들어 '달리기' 같은 간단한 동작 하나를 할 때도 신경·근육·뼈·의식이 복잡하게 얽혀 작용합니다.

야구의 타격 동작을 한번 봅시다. 공을 포착한 후 받아칠 때까지 타자는 다음과 같은 일련의 동작을 합니다.

① 투수의 자세·팔을 휘두르는 동작·공의 궤도를 보고 공이 도달할 타이밍과 코스를 예측한다.

② 예측에 맞추어 배트를 휘두를 타이밍을 정해 뇌에서 지령을 내린다.

③ 축이 되는 발에 체중을 실으면서 축이 되는 다리, 특히 엉덩관절(고관절)과 골반 주변 근육을 중심으로 스윙할 준비 상태에 들어간다.

④ 그 상태를 유지하면서 중심을 이동해 앞쪽 다리를 내디딘다(이때 허리가 먼저 돌아가기 시작하지 않도록 이를 제어하는 힘을 발휘합니다. 이러한 힘의 길항 상태는 힘과 타이밍을 조정하는 과정에 깊이 관여합니다).

⑤ 어깨뼈와 척추·갈비뼈를 이용해 골반의 움직임을 제어한다(급선회할 준비 상태이기도 합니다).

⑥ 주로 엉덩관절의 움직임을 기점으로 골반·척추를 급선회하면서 이를 양쪽 어깨뼈에서 팔로 전달시켜 날카로운 스윙을 날린다.

공을 받아치려고 할 때 일어나는 일

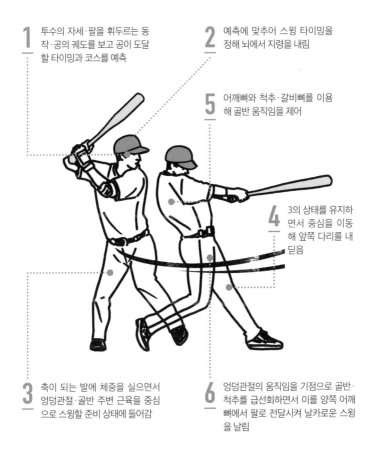

1 투수의 자세·팔을 휘두르는 동작·공의 궤도를 보고 공이 도달할 타이밍과 코스를 예측

2 예측에 맞추어 스윙 타이밍을 정해 뇌에서 지령을 내림

5 어깨뼈와 척추·갈비뼈를 이용해 골반 움직임을 제어

4 3의 상태를 유지하면서 중심을 이동해 앞쪽 다리를 내딛음

3 축이 되는 발에 체중을 실으면서 엉덩관절·골반 주변 근육을 중심으로 스윙할 준비 상태에 들어감

6 엉덩관절의 움직임을 기점으로 골반·척추를 급선회하면서 이를 양쪽 어깨뼈에서 팔로 전달시켜 날카로운 스윙을 날림

※ 이해를 돕기 위해 길게 설명했지만, 일련의 동작이 매우 짧은 시간 내에 이루어지므로 시간상으로는 동작이 겹쳐진다고 생각하시면 됩니다.

이처럼 타격 동작 하나만 보더라도 그저 팔만 써서 배트를 휘두르는 게 아니라, 허리(엉덩관절)와 하반신(양다리), 심지어 어깨뼈까지 팔과 연동해야만 공이 오는 코스와 타이밍에 대응하면서 날카로운 스윙을 날릴 수 있는 것입니다.

감각 센서의 감도가 둔해지면 어떻게 되는가?

축구나 농구도 마찬가지입니다. 축구를 할 때, 공을 다리로만 차서는 킬러 패스를 찔러넣거나 정확하게 슛을 할 수 없습니다. 농구를 할 때도 팔만 써서는 패스 위치나 슛의 강도를 조정할 수 없습니다.

운동을 잘하는 사람을 보면 흔히 '운동 신경이 좋다' 또는 '센스가 있다'라고들 합니다. 이처럼 뇌에서 내린 지령(신경전달)을 몸으로 적확히 재현할 수 있어야만 이것이 뛰어난 수행 능력으로 이어집니다. 그런데 **'몸에 힘이 들어가면'** 뇌에서 내리는 지령이 원활하게 전달되지 않아 머릿속으로 떠올린 동작을 시간적·공간적으로 정밀하게 재현하기가 어려워집니다. 안타까운 일이지만, 이러한 상태에서는 자신의 연습 부족을 탓하며 아무리 노력해봤자 효과적으로 해결하지 못하는 경우가 대부분입니다.

폐해② **부상이나 컨디션 난조가 발생하기 쉽다**

우리 몸에는 근육의 수축과 이완, 긴장 상태, 피부 감각처럼 **몸 상태를 감각으로 알려주는 센서**(이 센서를 전문 용어로는 체성 감각 혹은 몸 감각이라고 합니다. 좀 더 자세히 들어가면 근방추나 압력 수용기 같은 조직도 있지만, 이를 모두 포함해 '체성 감각'이라고 합니다)가 있습니다.

예를 들어, 사람들은 눈으로 직접 보지 않아도 자신의 다리가 어느 방향으로, 얼마나 뻗어 있는지 어느 정도 알 수 있습니다. 이것이 모두 센서가 작동하고 있기 때문입니다.

비단 운동할 때뿐만이 아니라, 일상생활에서도 우리는 이러한 센서가 주는 신호를 이용해 동작을 형성합니다(뛰어난 선수들은 그 정밀도가 매우 높아서 어지간한 사람은 알아차리지 못할 미세한 각도의 차이를 매우 민감하게 감지할 수 있습니다).

예를 들어, 피겨 스케이트 선수의 아름다운 팔다리 동작이라든가 손을 얼마만큼 뻗거나 다리를 얼마만큼 내디뎌야 공을 잡을 수 있을지 같은 '감각'은 모두 이러한 센서의 작용을 기반으로 하고 있습니다.

그런데 몸에 힘이 들어가면 이러한 센서의 감도가 둔해져 버립니다. 센서의 감도가 떨어지면 자신이 어떠한 상태에 놓여 있는지 정밀하게 파악할 수 없게 되므로 자연히 신체 반응 또한 둔해집니다. 게다가 더 큰 문제는 **센서의 감도 저하가 부상을 유발한다는 점입니다.**

예를 들어, 근육 파열의 기본 원리는 근육의 힘을 뺄 때, 즉 근육이 이완되어야만 하는 순간에 힘 조절을 잘못해 근섬유가 끊어지는 것입니다. 뇌나 척수로부터 '근육을 이완하라'라는 지령이 전달된 순간, 바로 힘을 빼고 근육의 긴장을 풀면 다치지 않지만, 그렇게 하지 못하는 선수는 근육이 파열됩니다. 이러한 힘 조절 또한 센서가 좌우합니다.

스포츠 선수만 해당되는 이야기가 아니다

센서의 감도가 중요한 것은 비단 스포츠 선수뿐만이 아닙니다. 여러분도 이런 경험을 한 적이 있을 것입니다.

■ 잘 걷고 있다고 생각했는데, 갑자기 아무것도 없는 평지에서 혼자 발에 걸려 넘어져버렸다

- 똑바로 서 있다고 생각했는데, 사진을 찍어보니 몸이 한쪽으로 기울어져 있었다

- 문득 깨닫고 보니 어느 순간 어깨나 허리가 바짝 긴장해 있었다

물론 여러 원인이 있을 수 있지만, 이런 증상 역시 몸에 힘이 들어가는 것과 큰 연관이 있습니다.

알고 보면 무섭다! '얕은' 호흡

마지막으로 세 번째 폐해에 대해 이야기해보려 합니다.

폐해 ③ 호흡이 얕아져 긴장이 더욱 심해진다

아시는 분도 있겠지만, 폐에는 근육이 없습니다. 그래서 폐는 스스로 부풀거나 줄어들거나 할 수 없습니다. 그래서 우리는 호흡할 때, **갈비뼈나 그 주변 근육 그리고 가로막(횡격막)을 움직여 공기를 들이마시거나 내뱉습니다.**

숨을 들이마실 때는 가로막이 수축해 아래로 내려가고 가슴우리

(갈비뼈 등으로 둘러싸인 부분)이 부풀면서 폐 안에 공기가 들어옵니다. 반대로 숨을 내쉴 때는 가로막이 이완해 위로 올라가고 가슴우리가 줄어들면서 폐에 있던 공기가 빠져나갑니다. 이것이 호흡의 원리입니다.

가로막을 움직이면 얻을 수 있는 장점

스트레스가 극심한 현대인들은 여러 이유로 몸이 긴장하다 보니 가로막이나 갈비뼈의 움직임이 제한되어 '호흡이 얕은 상태'에 놓이는 경우가 많습니다.

호흡이 얕으면 산소를 흡입하는 능력이 감소해 피로회복 능력이 떨어집니다. 게다가 어깨와 목 주변에 있는 부호흡 근육을 이용해 호흡하려고 하다 보니 어깨 같은 부위가 뭉치는 현상이 발생합니다.

호흡이 얕은 상태란, 쉽게 설명하자면 기분 좋게 심호흡할 수 없는 상태를 말합니다. **숨을 내뱉을 때 숨이 끝까지 뱉어지지 않는 느낌이 든다거나 숨을 들이마실 때 무언가 갑갑한 느낌이 든다면 주의해야 합니다.**

좀 더 자세한 내용은 제2장에서 다루겠지만, 심호흡하면 그 과정에서 내부 유닛(inner unit)이라 불리는 네 근육인 가로막·배가로근 (복횡근)·골반저근·뭇갈래근(다열근)을 움직여 복압을 상승시킬 수

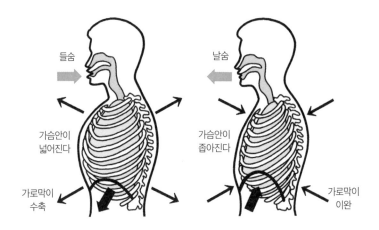

호흡할 때 가슴안의 움직임

들숨

날숨

가슴안이
넓어진다

가슴안이
좁아진다

가로막이
수축

가로막이
이완

숨을 들이마실 때 ➡ 가로막이 수축해 아래로 내려간다(갈비뼈가 벌어지면서 위로 올라간다)
숨을 내쉴 때 ➡ 가로막이 이완해 위로 올라간다(갈비뼈가 좁아지면서 아래로 내려간다)

있습니다. 복압이란 복강 내부에 가해지는 압력을 말하는데, 이를 상승시킬 수 있으면 **근육에 의존하지 않고도 마치 코르셋처럼 몸통을 안정시킬 수 있습니다.**

또 복압을 상승시켜 몸통을 안정시키면 팔다리를 움직일 때, 몸통이 그 토대로서 작용하는 기능이 향상됩니다. 즉, 허리 등에 과도한 긴장을 주지 않으면서 유연하고도 힘찬 동작이 가능해진다는 이점을 얻을 수 있습니다.

이처럼 호흡법은 운동 수행 능력에 생각보다 많은 영향(정신적인 영향도 포함)을 끼칩니다. 그래서 훈련 메뉴에 호흡법을 추가하는 선수도 많으며, 저 역시도 호흡법을 매우 중요하게 생각하고 있습니다.

필요한 것은
'신체 조작성'이 뛰어난 신체

거듭 말하지만, 스포츠에서는 몸에 들어간 힘을 얼마만큼 잘 빼느냐에 따라 운동 수행 능력이 달라집니다. 선수의 경우, 몸에 힘이 지나치게 들어가서 적절한 순간에 제대로 힘을 발휘하지 못하면 치명적인 약점이 됩니다. **몸이 굳은 상태에서는 신체 구조상 큰 힘을 내거나 민첩하게 움직이기가 매우 어렵기 때문입니다.**

뛰어난 선수들이 공이나 상대편의 움직임에 재빠르게 반응하려고 준비하는 자세를 한번 떠올려보세요. 어느 종목이든 상관없습니다.

야구의 타자나 축구의 골키퍼 혹은 배드민턴이나 테니스처럼 빠른 반응속도가 요구되는 경기에서 선수들의 자세를 보면 공통점이 하나 보입니다. 바로 온몸이나 신체 일부분을 작게 흔들고 있다는 점입니다. 뛰어난 선수들일수록 유독 이러한 특징이 두드러지는데, 반대로 초보자일수록 긴장을 많이 하고 있어 몸이 바짝 굳는 경향이 강합니다.

앞서 말했듯이 인간의 운동 특성상 이미 몸에 힘이 들어간 상태에서는 더 힘을 내려고 해도 큰 힘을 발휘하지 못합니다. 근육 특성상 이완된 상태에서 급격히 수축해야만 큰 힘을 낼 수 있기 때문입니다. 그렇기에 뛰어난 선수일수록 **힘을 쓰기 직전에 몸에 남아 있는 불필요한 힘을 최대한 빼려고 노력합니다.**

게다가 몸에 힘이 들어가면 **관절의 매끄러운 움직임을 방해합니다.** 관절의 움직임이 매끄럽다는 것은 관절을 유연하게 움직일 수 있을 뿐만 아니라 관절을 자유자재로 고정하거나 해제할 수 있다는 의미도 포함합니다.

몸이 연동할 때나 힘을 전달할 때는 이러한 관절의 매끄러운 움직임이 바탕이 되는데, 몸에 힘이 많이 들어갈수록 신체 조작성이 떨어져 버립니다. 그러니 신체의 긴장 상태를 스스로 통제하지 못해서 준비·동작 자세를 할 때나 동작을 하는 도중에 몸에 들어간 힘을 제대로 빼지 못하면 신체 기능뿐만 아니라 수행 능력에까지 부정적인 영향을 끼칠 수 있다는 사실을 기억하시기 바랍니다. 이는 **민첩하**

게 움직이거나 강함 힘을 발휘해야 하는 순간이 닥쳤을 때, 무엇보다 탈력 '스킬'이 그 전제가 되어야 한다는 사실을 말해줍니다.

여기서 '스킬'이라는 표현을 쓴 데에는 그럴 만한 이유가 있습니다. 무조건 힘을 빼기만 하면 되는 것이 아니라 꼭 필요한 순간에 힘을 빼는 정도를 스스로 조절할 수 있는 기술이 필요하기 때문입니다. 그렇기에 '스킬'인 것입니다. 이는 타고나는 감각이 아니라, 익힐 수 있는 스킬이므로 충분히 훈련을 하면 틀림없이 향상될 것입니다.

제 2 장

'탈력 스킬'이
움직일 수 있는
몸을 만든다

'탈력'이란 무엇일까?

이번 장에서는 '탈력'의 기초 개념과 거기서 발전한 '탈력 스킬', '탈력 트레이닝'에 대해 설명하려고 합니다. 우선 그 전에 탈력 스킬의 향상을 통해 얻을 수 있는 장점을 다시 한번 짚고 넘어갑시다.

[탈력 스킬을 익히면 얻을 수 있는 네 가지 장점]

① 힘을 주거나 빼는 정도를 세밀하게 조절할 수 있게 되어 신체 조작성이 향상된다.

② 머릿속에 떠올린 동작과 실제 동작의 차이가 줄어든다(경기에 필요

한 기술을 빠르게 습득할 수 있다).

③ 연동성이 향상되어 힘을 효율적으로 전달할 수 있게 되므로 큰 힘을 낼 수 있게 되고, 부상이나 피로, 컨디션 난조 등이 줄어든다.

④ 신장 반사(자세한 내용은 52쪽 참조)가 일어나기 쉬워져 큰 힘을 낼 수 있다.

탈력 스킬은 '이 정도 수치까지 달성하면 된다'라는 식으로 목표치를 정할 수 있는 것이 아닙니다. 몸에 힘을 주거나 빼는 정도와 타이밍을 조정하는 능력에는 끝이 없기 때문입니다. 그렇기에 지금보다 조금이라도 더 이러한 능력을 향상하기 위해 부단히 노력하는 것이 중요합니다.

탈력이라고 해도 그저 단순히 힘을 빼기만 하면 되는 것이 아니며, 스트레칭이나 마사지 등을 통해 근육을 푸는 것도 아닙니다. '재빠르게, 적절한 부위에, 적절한 정도로, 힘을 자유자재로 주거나 뺄 수 있게 되는 것'이 탈력 스킬과 탈력 트레이닝의 핵심입니다. 언제든지 필요한 순간에 큰 힘을 낼 수 있도록 힘을 주기 직전까지 몸을 적절한 탈력 상태(불필요한 긴장을 푼 상태)로 만들어둔다고 생각하면 됩니다.

축구 선수는 순간적으로 가속하기 위해 탈력한다

먼저 실제 프로 스포츠 선수의 사례를 통해 '탈력 스킬'을 설명해 보겠습니다. 이 설명을 듣고 나면 탈력이 무엇인지 조금은 이해하실 수 있을 것입니다.

현역 프로 스포츠 선수 중에서도 리오넬 메시나 엘링 홀란 같은 선수들이 특히 탈력 스킬이 뛰어납니다. 두 선수 모두 촘촘한 수비 벽을 단숨에 드리블 돌파해 골을 넣어버리는 세계 최고 수준의 선수들입니다. 특히 상대 선수가 따라붙지 못할 만큼 순간적인 가속이 특징입니다.

그들이 드리블할 때, 특히 순간적으로 가속할 때의 움직임을 보면

뛰어난 축구 선수가 순간적으로 가속하는 원리

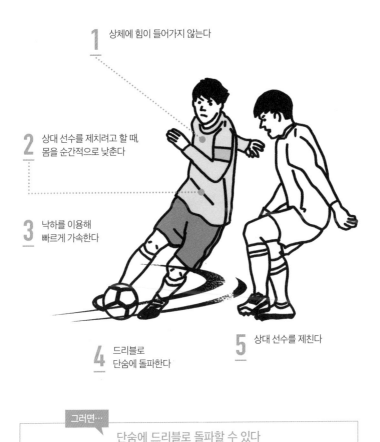

1 상체에 힘이 들어가지 않는다

2 상대 선수를 제치려고 할 때, 몸을 순간적으로 낮춘다

3 낙하를 이용해 빠르게 가속한다

4 드리블로 단숨에 돌파한다

5 상대 선수를 제친다

그러면…

단숨에 드리블로 돌파할 수 있다

낙하를 이용해 단숨에 가속하면 상대방이 쉽게 알아차리기 어려우며,
특히 축구 같은 대인 스포츠에서는 기회를 만들기 쉽다.

흥미로운 공통점을 발견할 수 있습니다. **순간적으로 가속할 때 상체에 힘이 들어가지 않는다는 점, 그리고 낙하를 이용한 가속 스타일을 구사한다는 점**입니다. 낙하를 이용한 가속 스타일이란, 상대 선수를 제칠 때 순간적으로 몸을 낮추어 가속하는 움직임을 말합니다.

이러한 움직임은 별거 아닌 듯해도 순간적인 가속을 하기 위해 매우 중요합니다. 가속 초기에는 매우 큰 힘이 필요한데, 이처럼 낙하를 이용해 가속하면 위치 에너지에서 전환되는 운동 에너지를 이용할 수 있기 때문입니다.

즉, **몸을 순간적으로 낮추면 가속할 때 필요한 힘을 얻을 수 있다는 뜻**입니다. 그렇게 하면 다리에 힘을 크게 주지 않고도 가속할 수 있으며, 가속 패턴을 상대 선수에게 쉽게 읽히지 않는다는 이점도 있습니다.

그렇기에 뛰어난 운동 수행 능력을 발휘하려면 이처럼 낙하를 이용해 가속할 수 있어야 합니다. 이처럼 사소해 보이는 낙하가 바로 탈력 스킬의 능력 차이로서 운동 수행 능력에 영향을 끼칩니다.

메시나 홀란 같은 선수들이 드리블이나 스프린트를 할 때, 어떻게 순간적으로 가속하는지 경기 영상을 한번 확인해보시기 바랍니다. 영상을 보면 아마 여러분도 쉽게 그 차이를 알아차릴 수 있을 것입니다.

투구의 핵심은 하체의 힘을 손끝까지 전달하는 것

다른 종목에서도 탈력은 운동 수행 능력에 크게 관여합니다.

야구에서 투수가 한쪽 다리로 몸을 지탱한 채, 반대편 다리를 내디디는 불안정한 장면에서조차 몸에서 최대한 힘을 빼는 탈력 스킬이 필요합니다. 왜냐하면 그 직후에 골반과 척추를 빠르게 돌리는 힘을 발휘해야 하기 때문입니다.

투구는 하체에서 만들어낸 힘을 얼마나 손실 없이 손끝과 공에까지 전달하느냐가 관건입니다. 하체에서 손끝으로 힘을 전달할 때, **넓적다리 앞쪽이나 허리 그리고 어깨 주변에 힘이 들어가면 관절의 매끄러운 움직임이 저해되는 등 힘의 손실이 발생합니다.** 그렇기에 세계적인 선

뛰어난 투수가 공을 빠르게 던질 수 있는 이유

2 골반이나 척추를 빠르게 돌려
강한 힘을 만들어낸다

3 하체에서 만들어낸 힘을
손끝과 공까지 손실 없이 전달한다

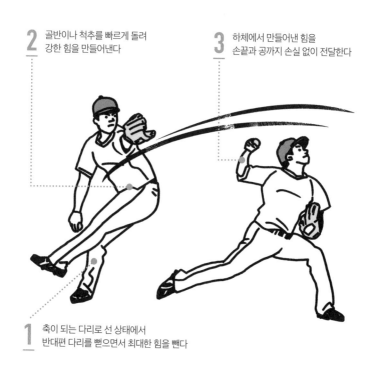

1 축이 되는 다리로 선 상태에서
반대편 다리를 뻗으면서 최대한 힘을 뺀다

그러면…

속도와 제구를 잘 통제할 수 있다

넓적다리 앞쪽이나 허리, 어깨 주변에 힘이 들어가면
관절의 매끄러운 움직임을 방해해 힘을 전달하는 과정에서 손실이 발생한다.

수들은 근육이 급격히 신장하면 그러한 신호를 받아 근육이 급격히 수축하는 반사 현상인 신장 반사(52쪽 참조)를 팔이나 다리를 가속할 때 적절히 이용합니다. 그리고 이러한 신장 반사를 이용하기 위해 어깨뼈 주변이나 팔 전체에는 더 많은 탈력 스킬이 요구됩니다.

격투기에도 탈력이 필요하다

격투기에서는 상대방의 공격을 막는 동시에 공격을 가해야 하는 상당히 어려운 과제가 있습니다. 격투기 선수들은 눈앞에 있는 상대가 빠른 속도로 퍼붓는 연속 공격에 최대한 빠르게 반응하고 상대방에게 재빠르게 강력한 펀치를 반복적으로 퍼부을 준비 자세를 만들기 위해 몸에서 최대한 힘을 빼는 탈력 스킬을 연마합니다.

실제로 출력되는 힘과
'자신이 주는 힘'에는 차이가 있다

이어서 실제로 발휘되는 힘과 '자신이 주는 힘'의 차이에 대해 조금 설명해보려고 합니다. 이는 탈력 스킬을 향상하는 데에 매우 중요합니다.

참으로 곤란하게도 우리 몸에는 힘을 줄수록 힘이 전달되지 않는 성질이 있습니다. 여러분도 혹시 있는 힘껏 공을 던졌는데도 공이 힘없이 날아갔다거나 다리에 힘을 꽉 주었는데도 쉽게 균형을 잃은 적이 있지 않습니까. 이처럼 '자신이 주고 있다'라고 느끼는 힘과 '실제로 내는' 힘이 차이 날 때가 있습니다.

예를 들어, 공을 빠르게 던질 때처럼 우리가 큰 힘을 내려고 할 때면 몸 어딘가에 힘이 들어갑니다. '이제 공을 던져야 해'라고 생각하다보면 주로 팔이나 어깨에 힘이 들어가기 쉽습니다. 이처럼 **힘을 주는 감각을 '역감(力感)'**이라고 합니다.

'내가 힘을 강하게 줄수록 공을 더 빠르게 던질 수 있을 거야.' 혹시 여러분도 이렇게 생각하지는 않으시나요? 그래서 공을 빠르게 던지려고 할 때는 힘을 꽉 줄 것입니다. 하지만 안타깝게도 힘을 꽉 주는 감각과 실제로 출력되는 힘(공의 속도)은 같지 않습니다.

예를 들어, **프로 야구 투수들은 팔이나 어깨에 힘이 잔뜩 들어가는 느낌을 부정적으로 생각합니다.** 왜냐하면 **하체의 힘이 팔까지 잘 전달될 때는 팔이나 어깨에 힘이 바짝 들어가지 않기 때문**입니다.

투수가 팔이나 어깨에 힘이 바짝 들어가는 느낌을 받는다는 것은 그만큼 힘이 제대로 전달되지 않고 있다는 증거입니다. 즉, 초보자일수록 공을 던질 때 팔이나 어깨에 힘이 들어가며, 일류 선수는 그런 일이 적다는 뜻입니다. 이는 우리 신체가 갖추고 있는 '신장 반사'라는 중요한 기능과 관련이 있습니다(이에 대해서는 뒤에서 자세히 설명할 예정입니다).

이처럼 힘을 많이 주지 않고도 큰 힘을 발휘하는 선수들에게는 **불필요한 힘을 주지 않고도 결과적으로 큰 힘을 발휘하는 양상을 보인다는 공통점**이 있습니다.

무의식적으로 일어나는 '신장 반사'의 위력

불필요한 힘을 주지 않고도 결과적으로 큰 힘을 발휘한다는 것은 무슨 뜻일까요. 실제로 다리나 손끝처럼 스포츠에서 최종적으로 일하는 부위에서 발휘되는 힘의 크기는 근력만으로는 설명하기 어렵습니다.

예를 들어, 야마모토 요시노부(LA 다저스)처럼 체형이 날씬한 투수가 부드러운 자세로 반복해서 던지는 강속구는 무조건 강한 근력으로 힘껏 던지기만 한다고 되는 것이 아닙니다. 그런 선수들이 공통되게 사용하고 있는 것이 바로 '신장 반사'입니다.

신장 반사란, 근육이 급격히 늘어났을 때 무의식적으로 다시 급격히 수축

하는 현상을 말합니다. 고무줄을 바짝 잡아당겼다가 다시 놓았을 때, 고무줄이 매우 빠르게 줄어드는 모습을 떠올리면 이해하기 쉬울 것입니다.

일상에서는 이를 실감할 일이 없지만, 의자에 앉은 상태에서 무릎뼈 아래를 가볍게 때렸을 때 무릎이 저절로 펴지는 무릎 반사가 가장 잘 알려져 있습니다. 이는 넓적다리 앞쪽의 넙다리네갈래근(대퇴사두근)이 순간적으로 신장되었을 때, 이러한 자극을 받은 근육이 무의식적으로 순식간에 수축해 무릎이 펴지는 것입니다. 이는 **근육을 자발적으로 움직이는 것이 아닌**, 비자발적인 반응입니다.

실제 스포츠의 사례를 통해 설명해보겠습니다. 축구에서 슛은 공을 날리기 전에 공을 차려는 다리보다 무릎이 먼저 나갑니다. 그러면 몸의 앞쪽 근육이 신장되었다가 다시 급속하게 수축하므로 빠르게 슛을 날릴 수 있습니다.

이처럼 **근육이 신장되었을 때, 그 반동을 이용해 근육을 단숨에 수축시킬 수 있으면 몸에 부담을 주지 않으면서도 강하고 빠르게 움직일 수 있습니다. 이것이 바로 우리가 '순발력'이라 부르는 능력입니다.** 따라서 신장 반사가 향상되면 순발력 또한 향상됩니다.

우리 몸에 있는 근육은 모두 이러한 성질을 지니고 있으므로 스포츠에서 하는 여러 동작에 활용됩니다. 그리고 몸에 힘을 주지 않

신장 반사는 근육의 급격한 신장과 수축을 이용한다

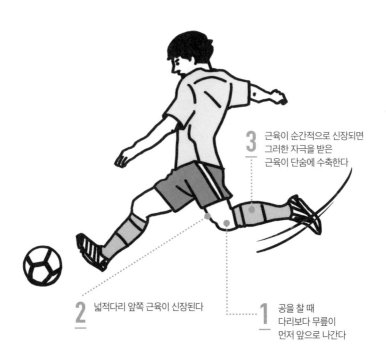

3 근육이 순간적으로 신장되면 그러한 자극을 받은 근육이 단숨에 수축한다

2 넓적다리 앞쪽 근육이 신장된다

1 공을 찰 때 다리보다 무릎이 먼저 앞으로 나간다

그러면…

빠르게 슛을 날릴 수 있다

신장된 근육의 반동을 이용해 근육을 단숨에 수축시킬 수 있으면
몸에 부담을 주지 않으면서도 강하고 빠르게 움직일 수 있다.

고도 큰 힘을 발휘하는 뛰어난 선수들은 팔이나 다리를 가속할 때, 이러한 신장 반사를 이용합니다(물론 이때 높은 연동성도 중요합니다).

신장 반사에는 여러 장점이 있는데, 근육의 수축 속도가 평소보다 빨라진다는 것도 그러한 장점 가운데 하나입니다. 당연히 이러한 장점을 경기에 이용할 수밖에 없습니다.

하지만 **몸에 힘이 들어가면 이러한 신장 반사가 발동하지 않게 됩니다.** 코치들이 몸에서 힘을 빼라는 말을 자주 하는 이유 중 하나가 바로 몸에 힘이 들어가면 신장 반사를 이용할 수 없게 되기 때문입니다.

힘은 억지로 빼려고 해서는 안 된다

관점을 조금 바꾸어봅시다. 코치에게 몸에서 힘을 좀 더 빼라는 말을 듣고 어떻게든 힘을 빼보려 했으나 생각만큼 힘이 잘 빠지지 않았다거나 '몸에서 힘을 빼면 큰 힘을 내기 어렵지 않나?'라고 의문을 느낀 사람도 아마 적지 않을 것입니다.

앞서 여러 번 말했다시피 몸의 힘을 잘 빼는 것은 뛰어난 운동 수행 능력을 발휘하는 것과 깊은 관련이 있습니다. 하지만 힘을 빼는 정도를 자유자재로 조절하기란 그리 쉽지 않습니다. 이때 특히 중요한 점이 아무리 힘을 빼려고 해도 생각만큼 힘이 빠지지 않는다는 것입니다.

힘을 빼려면 먼저 '힘을 주어야만 하는 부위'에 힘을 주어야만 합니다. 이 부위가 제대로 작용해야만 힘을 적절히 뺄 수 있으므로 '힘을 주어야 하는 부위'와 '힘을 빼야만 하는 부위'를 잘 알아둘 필요가 있습니다. 실제로 힘을 주어야 하는 부위에는 힘이 들어가지 않고, 힘을 빼야만 하는 부위에는 힘이 들어가는 역전 현상이 일어나고 있으므로 이번 기회에 잘 알아둡시다.

중력이 작용하는 환경에서 몸을 지탱하고 효율적으로 움직이기 위해서는 힘을 주어야 하는 부위와 힘을 빼야 하는 부위가 어느 정도 정해져 있습니다.

다음의 도표에는 신체의 기능성을 최대한 끌어내기 위해 힘을 주어야 하는 부위와 힘을 빼야 하는 부위가 나와 있습니다. 힘을 주어야 하는 부위는 대부분 중력을 거슬러 몸을 지탱하면서 원활히 움직이고, 힘의 전달 과정에서 손실을 최소화하는 데에 필요한 부위입니다.

그리고 이 점이 중요한데, 힘을 주어야 하는 부위에 힘이 들어가 있으면 힘을 빼야 하는 부위의 탈력 스킬이 착실히 향상됩니다. 수행 능력에 문제가 있는 선수 중에는 이처럼 힘을 주어야 하는 부위와 빼야 하는 부위의 균형이 무너져 있는 경우가 매우 많은데, 이는 탈력 트레이닝을 통해 적절한 균형을 맞추어 나갈 수 있습니다.

참고로 도표에 나온 분류는 거의 모든 종목에 적용됩니다. 힘을

힘을 주어야 하는 부위와 빼야 하는 부위

힘을 주어야 하는 부위가 충분히 작동하지 않으면 힘을 빼야 하는 부위에 힘이 들어가 버린다.

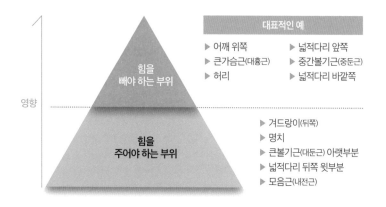

대표적인 예	
▶ 어깨 위쪽	▶ 넓적다리 앞쪽
▶ 큰가슴근(대흉근)	▶ 중간볼기근(중둔근)
▶ 허리	▶ 넓적다리 바깥쪽

힘을 빼야 하는 부위

힘을 주어야 하는 부위

▶ 겨드랑이(뒤쪽)
▶ 명치
▶ 큰볼기근(대둔근) 아랫부분
▶ 넓적다리 뒤쪽 윗부분
▶ 모음근(내전근)

예를 들어, 넓적다리 앞쪽에 힘이 들어가면 본래 힘을 주어야 할
넓적다리 뒤쪽 윗부분이 제대로 힘을 발휘하지 못해 수행 능력이 저하된다.

빼야 하는 부위의 근육에 힘을 주고, 힘을 주어야 하는 부위에 힘을 주지 않으면서 뛰어난 수행 능력을 보일 수 있는 경기는 거의 없다고 볼 수 있습니다.

전신에서 힘을 주어야 하는 부위 vs 힘을 빼야 하는 부위

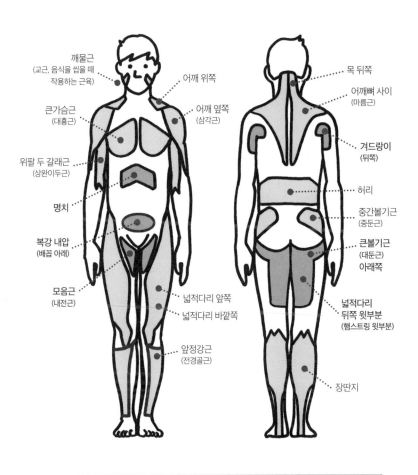

깨물근
(교근, 음식을 씹을 때
작용하는 근육)

어깨 위쪽

큰가슴근
(대흉근)

어깨 옆쪽
(삼각근)

위팔 두 갈래근
(상완이두근)

명치

복강 내압
(배꼽 아래)

모음근
(내전근)

넓적다리 앞쪽

넓적다리 바깥쪽

앞정강근
(전경골근)

목 뒤쪽

어깨뼈 사이
(마름근)

겨드랑이
(뒤쪽)

허리

중간볼기근
(중둔근)

큰볼기근
(대둔근)
아래쪽

넓적다리
뒤쪽 윗부분
(햄스트링 윗부분)

장딴지

힘을 주어야 하는 부위   힘을 빼야 하는 부위

'절대 속도'와 '대인 속도'

경기에 필요한 속도와 탈력 스킬의 관계에 대해서도 말해보려고 합니다. 사실 한마디로 '속도'라고 해도 속도에도 구조가 있어서 이를 제대로 파악하지 않으면 '쓸 수 있는 속도'가 되지 못합니다.

속도는 크게 '절대 속도'와 '대인(對人) 속도'로 나뉩니다. **절대 속도란 이른바 시간 등으로 수치화할 수 있는 종류의 것입니다.** 반면, **대인 속도는 '상대방이 어떻게 느끼는지'가 기준이 됩니다.** 스포츠에서는 두 가지 속도 모두 중요하지만, 종목에 따라 그 중요도가 크게 차이 납니다.

예를 들어, 100m 달리기 같은 육상 종목에서는 절대 속도를 높여 기록을 단축하는 것이 무엇보다 중요합니다. 하지만 축구나 농구 같은 대인 스포츠에서는 속도를 높이는 것이 반드시 운동 수행 능력의 향상으로 직결되지 않습니다. 물론 절대 속도를 높이는 것도 중요하지만, 단지 속도가 빨라진다고 해서 그것을 바로 경기에 활용할 수 있는 것은 아닙니다.

대인 스포츠에서는 상대방보다 빠르게 움직여 상대방의 움직임을 봉쇄하거나 상대방을 제칠 수 있는지가 수행 능력을 결정합니다. 즉, 대인 속도는 '감각과 타이밍을 지배하는 속도'입니다. **50m 달리기 기록은 상대방보다 떨어지더라도 상대 선수보다 더 빠른 타이밍에 움직이거나 상대방이 위협을 느끼도록 페인트(속임수 동작)를 걸면 이길 수 있습니다.**

이러한 대인 속도를 향상하는 데에도 '탈력 스킬'이 도움을 줍니다. 그 이유는 앞서 소개했듯이 메시나 홀란 선수가 낙하를 이용해 가속하는 동작만 보아도 알 수 있습니다.

그렇다고 탈력 스킬이 절대 속도 향상에 도움이 되지 않는 것은 아닙니다. 절대 속도에서나 대인 속도에서나 힘의 전달 효율은 모두 중요하며, 몸에 힘이 들어간 상태에서는 움직임이 둔해진다는 것을 고려할 때, 두 경우 모두 탈력 스킬이 꼭 필요합니다.

높이 날려면 몸을 낮출 필요가 있다

야구에서 투수가 공을 던지기 위해 팔을 가속할 때는 다른 스포츠보다 신장 반사가 더 중요합니다. 프로 야구에서 활약하는 1군 선수라면 누구나 이러한 신장 반사를 높은 수준으로 활용하고 있습니다. 즉, 탄력 스 킬이 뛰어난 선수가 그만큼 많다는 뜻입니다.

대표적인 선수가 앞서 소개한 야마모토 요시노부 선수입니다. 야 마모토 선수의 투구 자세는 얼핏 보기에 조금 독특해서 정석적인 자세에서 벗어난 것처럼 보입니다. 일반적인 테이크백(take-back, 반동 을 주기 위해 팔을 당기는 동작)은 팔꿈치를 굽힌 채로 하지만, 그의 테이 크백을 보면 팔꿈치를 편 상태에서 한다는 점이 눈에 띕니다.

이처럼 팔꿈치를 거의 굽히지 않은 상태에서 팔을 가속하면 공을 던질 때 손바닥이 공이 날아가는 방향으로 향하게 됩니다. 이러한 자세로 공을 던지면 팔을 앞으로 뻗기 어려워지고, 어깨와 팔꿈치에 부하가 강하게 걸립니다.

하지만 야마모토 선수는 이때 **팔에서 힘을 급격히 뺐다가 팔꿈치를 단숨에 구부려 공을 던집니다. 이때 발생하는 신장 반사를 이용해 팔을 빠르게 가속하는 것**입니다. 이처럼 야마모토 선수는 다른 투수와 조금 다른 타이밍에 힘을 빼는데다 신장 반사까지 이용하기 때문에 아마 타자들이 공을 칠 타이밍을 잡기가 쉽지 않을 것입니다.

가속과 점프의 동조

농구 동작에서도 탈력 스킬은 매우 중요합니다. 최고 수준의 선수라면 앞서 설명한 것처럼 낙하를 이용해 급격히 가속하는 기술을 당연히 구사합니다. 그런데 이러한 낙하 기술을 점프슛을 하기 전에 몸을 낮추는 자세에도 이용하면 **자신이 지금 가속하려는 것인지 점프하려는 것인지 상대 선수가 알아차리기 어려워집니다. 즉, 그만큼 상대방의 대응이 늦어지는 상황**을 만들 수 있습니다.

이러한 기술을 매우 높은 수준으로 구사하는 선수가 바로 스테판

커리 선수입니다. 커리 선수는 신의 경지라 불릴 만큼 뛰어난 드리블 기술과 슈팅 기술로 유명한데, 그가 빠르게 움직일 때는 몸에 거의 힘이 들어가지 않는 것처럼 보이는데다 소소한 낙하 동작부터 역동적인 낙하 동작까지 자유자재로 구사하며 상대 선수를 농락합니다. 이 같은 운동 수행 능력이 가능해지려면 역시나 자유자재로 몸에 힘을 주거나 뺄 수 있어야만 합니다.

앞서 소개한 선수들은 프로 스포츠 선수 중에서도 특히나 이러한 탈력 스킬이 뛰어나며, 소위 일류라 불리는 선수들은 이런 움직임을 무의식적으로 합니다. 이러한 탈력, 즉 힘을 주거나 빼는 기술을 무의식적으로 구사할 수 있는 것은 이들이 그야말로 최고 수준의 선수들이기에 가능한 것이며, 그동안은 이러한 동작을 '재능'이나 '감'이라고 불러왔습니다. 하지만 효과적인 훈련을 통해 탈력 스킬을 향상하면 프로 선수만큼은 아니더라도 비슷한 신체 조작 패턴을 습득할 수 있습니다.

파워형 트레이닝에만
치우쳐서는 안 된다!

'탈력 스킬', '탈력 트레이닝'의 필요성을 이해하는 것이 **기존의 훈련 방법을 재검토하고 자신에게 가장 알맞은 훈련 방법을 찾는 첫걸음**입니다.

제1장에서 몸에 힘이 들어가는 세 가지 이유 중에 하나로 근력 운동을 필두로 한 '근육 단련' 위주의 훈련에 너무 치우쳐져 있다는 점을 들었습니다. 이제껏 스포츠 트레이닝에서는 근력 운동·코어 트레이닝처럼 근육의 수축력을 향상하거나 근육량을 늘리는 파워형 트레이닝이 주류로 여겨졌습니다. 이 책을 읽고 계신 여러분 중에도 이런 훈련을 적극적으로 해온 사람이 많을 것입니다.

이렇게 말하면 마치 제가 파워형 트레이닝을 부정적으로 생각하는 것처럼 들릴지도 모르겠지만, 절대로 그렇지 않습니다. 파워형 트레이닝은 꼭 필요합니다. 다만 근력 향상 위주의 훈련에만 너무 치우쳐서는 안 된다는 점을 말하고 싶은 것입니다.

파워형 트레이닝은 출력 가능한 힘을 향상하는 장점이 있지만, 몸이나 동작에 힘이 들어가기 쉬워지는 단점도 있습니다. 반면, 탈력 트레이닝은 '유연한 몸', '움직일 수 있는 몸', '자신의 의지대로 움직일 수 있는 몸'을 만들기 위해 몸에 들어간 불필요한 힘을 빼는 탈력 스킬을 익히기 위한 훈련입니다.

파워형 트레이닝과 탈력 트레이닝을 적절히 조합해서 실시하면 부상이 잘 생기지 않고 강인함과 유연성을 모두 갖춘 몸을 만들어 강하면서도 유연한 동작을 익힐 수 있게 됩니다.

탈력 트레이닝:
프로 선수의 실천과 가능성

요즘 스포츠 선수의 수명이 갈수록 늘고는 있지만, 제아무리 뛰어난 선수도 30대에 접어들면 몸에 이상이 생기기 시작합니다. 나이가 들고 피로가 장기간 누적되면 신체 조직 곳곳의 유연성이 떨어지기 쉽다는 점 또한 영향을 끼치리라 봅니다.

제가 이제껏 맡아 온 선수 중에도 이런 문제를 해결하고자 저에게 의뢰해 오는 경우가 많은데, 이러한 선수의 탈력 스킬을 향상하자 문제가 개선되는 변화가 관찰되었습니다. 그러한 사례 가운데 일부를 소개하고자 합니다.

사례 ①   프로 축구 선수

의뢰가 들어왔을 당시 이 선수는 프리미어 리그에서 뛰고 있었는데, 소속팀에서 실시한 파워형 트레이닝의 영향으로 몸이 단단해지다 보니 턴 동작이나 가속하는 속도가 떨어지고, 상체 유연성도 저하되는 것을 느꼈다고 합니다. 심지어 여기에 허리 통증 마저 생긴 상황이었습니다.

그래서 처음에는 다른 무엇보다 신체 유연성을 향상하는 데에 주력하면서 탈력 트레이닝을 병행했습니다. 그렇게 3개월이 지나자 선수 본인도 탈력 스킬이 향상했다는 사실을 경기 중에 실감했고, 플레이 또한 예전처럼 다시 유연해졌습니다.

그 후 이 선수는 일본 J리그에 복귀해 여전히 부상 없이 골을 넣고 있습니다.

사례 ②   프로 야구 선수(투수)

이 선수는 하체의 힘이 팔까지 제대로 전달되지 않아 상체의 힘만으로 던지는 느낌이 든다고 호소해왔습니다. 예전에 토미 존 수술(팔꿈치 인대 교체 수술)을 받은 경험이 있었습니다.

하체에서 손끝까지 힘이 효율적으로 전달되지 않으면 공을 빠르게 던지려고 할 때, 자연스레 상체에 힘이 들어갈 수밖에 없습니다. 만약 이 같은 문제를 개선하지 않는다면 이 선수는 또다시 팔꿈치나 어깨를 다칠 수도 있는 상황이었습니다.

상체에 들어가는 힘은 하체의 문제에서 야기된 '결과'이므로 먼저 문제의 원인 중 하나인 엉덩관절(고관절) 주변에 가해지는 힘을 빼는 탈력 트레이닝을 철저히 실시했습니다. 엉덩관절은 신체 구조상 동작 중에 힘을 빼는 데에 시간이 걸리지만, 시즌 중에도 철저히 트레이닝을 실시한 결과, 힘이 들어가는 문제가 상당히 개선되어 상체에 힘이 덜 들어가게 되었습니다.

그 덕분에 이 선수는 부상으로 인한 이탈 없이 1점대 방어율로 정규 시즌을 마무리할 수 있었습니다.

사례 ③ 유도선수

올림픽에서 동메달을 획득한 이 유도선수는 무릎 인대가 손상되어 수술을 받은 후, 무릎의 움직임이나 근력이 의학적인 기준을 통과했는데도 '무언가 예전과 다른 느낌'이 사라지지 않아 고민하고 있었습니다.

관절이나 근육을 검사했을 때는 분명히 아무런 이상이 없었지만, 버티기를 할 때마다 수술한 다리의 넓적다리 앞쪽에 힘이 상당히 들어갔습니다. 오히려 원래 사용해야 할 넓적다리 뒤쪽에는 힘이 잘 들어가지 않는 상황이었습니다.

그래서 이 선수에게는 넓적다리 뒤쪽으로 몸을 잘 지탱하는 감각을 다시 익히게

하면서 이때 넓적다리 앞쪽이나 무릎 주변에 들어가는 힘을 빼는 트레이닝을 함께 실시했습니다. 그동안 선수가 해온 강화계 트레이닝도 여전히 지속하는 한편, 탈력 트레이닝을 철저히 실시했습니다. 그러자 버티기를 할 때 점차 넓적다리 뒤쪽을 쓸 수 있게 되자 이 선수는 '바로 이 느낌이야'라고 할 만한 감각을 얻게 되었습니다.

그리고 그 후 올림픽에서 동메달, 세계 유도 선수권 대회와 도쿄 그랜드 슬램 대회에서는 금메달을 땄습니다.

사례 ④ 프로 축구 선수

이 선수는 빠른 스프린트를 무기로 J1리그에서 활약하던 중이었으나, 언제부터인가 넓적다리 뒤쪽 근육인 햄스트링이 파열되는 문제가 반복되었습니다. 심지어 같은 부위가 네 번이나 파열되었습니다. 이제껏 햄스트링을 꾸준히 관리해왔고 파열 방지를 위해 강화 트레이닝도 해왔지만, 여전히 재발을 막을 수 없자 어떻게든 이 문제를 해결하고자 저에게 의뢰한 것입니다.

저는 이 선수가 어떤 동작을 할 때 상체에 힘이 많이 들어가므로 다리를 움직일 때 상체가 협력해주지 못하고 있다고 판단했습니다.

그래서 상체에 들어간 힘을 빼서 어깨뼈와 척추의 움직임을 개선하고, 하체와 잘 연동될 수 있게 한 결과, 그 후로 한 번도 햄스트링이 파열되지 않았습니다.

이 선수는 프로 선수로 데뷔했을 당시부터 압도적으로 빠른 속도를 무기 삼아 끊임없이 도루에 성공해 이름을 날렸지만, 부상이 워낙 잦아 이탈 없이 무사히 한 시즌을 마친 적이 없을 정도였습니다. 그래서 제게 이러한 부상 고민에서 벗어나고 싶다고 의뢰해왔습니다.

이 선수는 '힘을 주는 건 잘하지만, 힘을 빼는 건 못하는' 전형적인 유형이었습니다. 근육의 질은 매우 좋았고, 수축력도 뛰어났습니다. 하지만 힘을 빼는 것을 어려워해 아무리 몸에서 힘을 빼려고 해도 긴장감이 남아 버리거나 힘을 빼기까지 너무 오랜 시간이 걸렸습니다. 심지어 일상적인 동작을 할 때조차 힘을 빼기를 어려워했으며, 애초에 유연성 자체도 너무 떨어진 상태였습니다.

그래서 먼저 어깨뼈·척추·엉덩관절의 유연성을 향상하는 훈련을 철저히 시킨 다음, 그 이후에 탈력 트레이닝을 시작했습니다. 이 선수 같은 경우에는 본인이 근력 운동 같은 파워형 트레이닝을 피하고 싶다고 요청해서 주로 힘을 주거나 빼는 정도와 타이밍을 조정하는 능력을 키우는 훈련을 했습니다.

훈련에 상당한 시간이 걸리기는 했지만, 훈련을 시작한 이듬해부터는 유연성과 탈력 스킬이 꽤 향상되어서 처음으로 이탈 없이 한 시즌 동안 경기를 나갈 수 있었고, 최다 안타 타이틀까지 차지하는 활약을 보여주었습니다.

그 트레이닝은
무엇을 위한 것인가?

여러분은 여러분이 지금 하고 있는 스포츠에서 **'왜 그 근육이 중요한 지'**, **'그 근육을 단련하면 자신의 움직임이 어떻게 달라지는지'** 알고 계십니까. 이는 근육 단련 훈련을 할 때, 특히 매우 중요한 문제입니다.

예를 들어, 햄스트링(넓적다리 뒤쪽 근육)을 단련하려고 할 때, 그 훈련이 운동 수행 능력에 어떤 영향을 끼칠지를 최우선으로 생각해야 합니다. 근육 운동을 예로 들었지만, 애초에 어떤 트레이닝 방법이든 목적이 최우선시되어야 하며, 어떤 방법을 선택하느냐는 그다음 문제입니다.

그러한 의미에서 봤을 때, 원래 **운동 수행 능력 향상을 목적으로 하는**

훈련은 '근육'에서 출발하는 것이 아니라, 경기 중에 나올 수 있는 '동작'을 바탕으로 메뉴가 구성되어야 합니다.

이는 어떤 최신 훈련법에서든 마찬가지입니다. '이게 요즘 나온 방법이니까', '○○선수가 이 방법으로 훈련해서 성공했다던데', '강한 팀에서 하는 훈련법이니까'라는 식의 이유로 훈련 방법을 선택하는 것은 상당히 위험한 행동입니다. 자신이 현재 해결해야 하는 과제가 무엇인지, 그 원인은 무엇인지, 이 훈련법이 그 문제를 해결할 수 있는지를 점검해봐야 합니다.

물론 전문가가 아니면 판단하기 어려운 영역도 분명히 존재하므로 그런 경우에는 전문가의 의견을 구하는 것이 가장 빠른 길입니다. 이처럼 자신이 안고 있는 과제와 훈련법의 특성을 정기적으로 점검하면서 스스로 조정해 나가기란 매우 어려운 일입니다.

하지만 그 전에

- 트레이닝 = 근력 운동 같은 '파워형'
- 컨디션 난조나 관리를 예방하는 해결법 = 스트레칭이나 근력 운동을 실시

위와 같은 훈련만으로는 부족하다는 사실을 알아두셨으면 좋겠습니다.

뛰어난 운동 수행 능력을
방해하는 '패턴'의 정체

'다양한' 훈련법으로 훈련을 하는데도 결국 '같은 운동'이 되어버린 다면 어떨까요. 만약 여러분이 지금 하는 스포츠에서 뛰어난 운동 수행 능력을 발휘하지 못하고 있다면 그 원인이 근력 부족이 아니라, '패턴'에 있을 수도 있습니다. 패턴이란 쉽게 말하면 동작에 붙는 습관입니다.

예를 들자면 아래와 같은 것들입니다.

- 서 있을 때 어느 한쪽 다리에 체중이 실리는 편이다
- 공을 던질 때 어깨에 힘이 들어가는 편이다

074

■ 공을 찰 때 허리에 힘이 들어가는 편이다

만약 여러분이 서 있기만 해도 허리가 긴장된다면 이 또한 서는 동작을 할 때 허리에 힘을 주어 균형을 잡으려는 패턴이 있다는 뜻입니다.

이렇게 설명하면 패턴이 무조건 부정적인 것처럼 들리겠지만, 물론 긍정적인 경우도 있습니다. **최고 수준의 선수들, 그중에서도 특히 다치는 일이 없는 선수는 이러한 패턴이 신체 구조상 매우 효율적인 경우가 많습니다.**

앞서 소개한 최고 수준의 선수들은 이미 동작의 패턴에 힘을 빼는 탈력 스킬이 포함되어 있어 이를 무의식적으로 이용합니다. 한 사람에게 여러 개의 패턴이 있을 수 있는데, 이러한 선수들은 경기의 특성에 맞는 좋은 패턴을 여러 개 가지고 있다가 상황에 맞추어 적절한 패턴을 사용하기도 합니다.

반대로 그렇지 못한 선수 중에는 비효율적인 패턴이 이미 굳어버린 선수가 많습니다. 늘 허리에 힘을 주어 허리를 긴장시키는 선수는 달릴 때나 힘을 줄 때나, 혹은 공을 던지거나 찰 때 모두 똑같이 허리를 긴장시켜 허리가 뻣뻣한 상태로 동작을 합니다. 물론 훈련할 때도 여전히 허리가 굳어 있습니다.

이처럼 **이미 굳어버린 패턴은 고려하지 않고 훈련법을 바꾸기만 해서는** 아무리 '다양한 종류'의 훈련을 해도 실질적으로는 '똑같은 훈련'을 하는 셈입니다.

항상 허리가 뻐근하거나 어깨와 목이 뭉쳐 있는 사람은 이미 이런 패턴이 굳어 있을 가능성이 높습니다. 이러한 안 좋은 패턴은 수행 능력의 향상을 방해할 뿐만 아니라, 언젠가는 부상의 주요 원인이 될 수 있으므로 최대한 빨리 굳어버린 패턴을 버리고, 효율적인 패턴을 다시 익혀야 합니다.

패턴은 중력이 작용하는 환경에서 어떻게든 이족 보행으로 균형을 잡아 나가려는 전략(항중력 전략)입니다. 자신의 몸 상태, 즉 강한 부위·약한 부위·움직이기 쉬운 부위·움직이기 어려운 부위·강도·유연성 등을 바탕으로 **'이떻게 하면 안정적일까?'라는 식으로 부단히 경험을 쌓으면서 조금씩 형성되어온 것**입니다.

그렇기에 오랜 생활 습관에서 비롯되는 부분이 크며, 이는 반대로 말하면 유아기 때부터 패턴이 고정되는 경우는 거의 없다는 뜻입니다. 스포츠를 할 때 생기는 패턴도 이런 일상적인 동작의 패턴을 바탕으로 큰 힘을 내거나 팔을 빠르게 움직일 때 '이렇게 하니 웬지 더 잘되는 것 같은데'라는 식의 반복된 학습을 통해 형성됩니다.

예를 들어, 겨드랑이에 있는 앞톱니근(전거근)을 쓰지 않은 채로 팔을 이용한 운동을 하려고 하면 이를 보완하기 위해 어깨(등세모근)에 힘이 들어가 어깨가 올라가는 움직임을 보이는 경우가 있습니다. 그런 상태에서 이 운동을 반복하다 보면 자신도 모르게 '어깨에 힘이 들어가는 패턴'이 형성되어 버립니다.

즉, 일상적인 동작 중에 형성된 패턴이나 스포츠 동작 중에 형성된 패턴 모두 중력이 작용하는 환경에서 균형을 잡으며 동작을 수행하려는 균형 전략(항중력 전략)이므로 제1장에서 설명한 것처럼 '몸에 힘이 들어가기' 쉽습니다. 그런 이유에서 **탈력 스킬을 향상하면 이렇게 굳어 버린 패턴을 개선하는 데에 도움이 됩니다.**

물론 몸에 들어간 힘을 잘 빼게 된다고 해서 오랜 세월에 걸쳐 생긴 습관을 바로 버릴 수 있는 것은 아닙니다. 패턴을 개선하려면(부정적 패턴 해소와 긍정적 패턴 재학습) 좀 더 전문적인 훈련이 필요합니다. 하지만 탈력 트레이닝이 패턴 개선에 매우 효과적인 첫걸음이 될 것은 분명합니다.

피지컬 코치·트레이너의
중요도가 변하고 있다

최근 몇 년 사이에 신체 영역 지도자(피지컬 코치·트레이너 등)에게 요구되는 내용이 달라지고 있다는 느낌이 듭니다. 요즘은 S&C(Strength&Conditioning) 코치 등 다양한 호칭으로 불리고 있지만, 일반적으로 팀에서 피지컬 코치가 맡는 역할은 주로 근육 강화나 컨디셔닝입니다. 바꾸어 말하면 운동 수행 능력에 직결되는 동작은 스킬 코치나 테크니컬 코치의 영역이라 할 수 있습니다. 각 영역을 명확히 구분하는 팀도 있는데, 예전에는 그런 팀에서 제 담당이 아닌 다른 영역에 관여하지 못했습니다.

하지만 요즘은 신체 영역, 특히 신체 조작에 대해 어느 정도 식견이 있는 지도자가 이끄는 팀의 경우, 이러한 역할 분담의 경계선이 조금씩 흐릿해지고 있습니다. 예전에는 피지컬 코치에게 '근력을 키워 달라(주로 수치적인 부분)'라는 식으로 어찌 보면 운동 수행 능력과는 거리가 먼 요구를 해왔다면, 이제는 '이런 플레이를 하고 싶으니 이를 위한 훈련 프로그램을 짜 달라'라는 식으로 좀 더 운동 수행 능력을 발휘해 팀을 승리로 이끌 수 있는 방향으로 요구 조건이 바뀌고 있습니다.

예를 들어, 축구에서 팀을 편성할 때 감독이 피지컬 코치를 우선적으로 확보하는 경우가 있습니다. 새 감독이 선임될 때, 이른바 '코칭 유닛'이라 불리는 코칭 스태프 그룹이 함께 이적하는 경우가 이에 해당합니다.

물론 여기에는 스킬 코치도 포함되지만, 우선도가 가장 높은 것은 피지컬 코치입니다. 감독 자신이 전술을 구축하고 실행해 나갈 때, 선수들의 신체 능력이 경기에 필요한 기술에 상당한 영향을 끼치기 때문입니다.

예를 들어, 감독은 하이 프레스 전술(상대편 수비수들이 공격하기 위해 공을 패스하고 있을 때, 적극적으로 수비하는 전략)을 구사하고 싶어 하지만, 선수들이 급격한 감속을 하지 못한다면 하이 프레스 전술 자체를 효과적으로 실행할 수 없습니다. 브레이크가 작동하지 않는 차를 탄 사람이 속도를 올리지 못하는 것과 비슷합니다. 이런 경우에는 스킬 코치보다 신체 영역의 전문가가 문제를 개선할 수 있는 여지가 더 많습니다.

물론 피지컬 코치가 경기에 필요한 동작이나 신체 조작 구조를 잘 이해하고 있다는 것이 전제되어야 합니다. 그렇지 않으면 경기에 필요한 동작을 효율적으로 개선·향상할 수 있는 훈련 메뉴를 구축하지 못합니다. 이때 요구되는 것이 단순한 근력 강화가 아니라, 경기에 필요한 동작의 개선이기 때문입니다. 스킬 코치가 '거기서 멈춰!'라고 아무리 외쳐도 몸이 그런 움직임을 할 수 없으면 소용이 없습니다.

이러한 구도를 이해하고 있는 지도자들에게서 가끔 코치직을 제안받기도 합니다. 물론 제가 모든 문제를 다 해결할 수 있는 것은 아니지만, 그럴 때는 가능한 범위 내에서 최대한 팀과 선수들을 도우려고 하고 있습니다.

제 3 장

'탈력 트레이닝'을
배우자
<기초편>

탈력 스킬의 향상 너머에 있는 유동성

'탈력 트레이닝'은 어디까지나 탈력 스킬을 향상하기 위한 훈련법이지만, 힘을 주거나 빼는 정도를 지금보다 더 정밀하게 조정해 자신의 몸을 뜻대로 움직일 수 있게 하려는 목적도 있습니다. 이 점은 앞에서도 여러 번 이야기한 바 있습니다.

탈력 트레이닝을 비롯한 여러 훈련법을 지도할 때, 저는 무엇보다 신체의 연동성을 가장 중시합니다. 특히 **어깨뼈~척추~골반·엉덩관절의 '연결 효율'**을 매우 중요하게 생각합니다. 왜냐하면 이 세 부위가 관여하지 않는 스포츠 동작이 거의 없기 때문입니다. **큰 힘이나 맹렬한 속도를 내야 할 때, 이 세 부위를 연동해서 사용해야 가장 동작의 효율성이**

좋습니다.

　물론 세 부위를 개별적으로 훈련하거나 스트레칭을 실시할 때도 있습니다. 하지만 이는 탈력 트레이닝에서 어디까지나 전신의 연동성을 향상하기 위한 과정 중 하나일 뿐입니다. **프로 선수를 대상으로 훈련 지도를 할 때도, 저는 탈력 트레이닝부터 시작하는 경우가 매우 많습니다.**

연동성 향상을 위한 세 부위, 척추와 골반·엉덩관절, 어깨뼈

탈력 스킬과 운동 수행 능력에 관여하는 세 부위의 중요성에 대해 좀 더 자세히 설명해보겠습니다.

척추

척추는 다양한 동작 속에서 어깨뼈와 엉덩관절을 연결(연동·힘의 전달)하기도 하고, 무거운 머리를 밑에서 지탱한다는 점에서 매우 중요한 부위입니다. 척추 전체의 3분의 2에 해당하는 위쪽 부분은 갈비뼈와 이어져 마치 새장 같은 형태(가슴우리)를 띕니다. 그래서 골격 구조상 매우 튼튼하게 설계되어 있습니다.

반면 아래쪽 약 3분의 1은 새장 같은 형태가 아니라 '허리뼈(요추)'라는 뼈로만 지탱되는 구조로 되어 있으며, 그 끝은 골반과 연결됩니다. 이러한 구조이므로 허리뼈로만 지탱되고 있는 허리는 애초에 불안정할 수밖에 없습니다. 이런 불안정한 구조를 보완하기 위해 허리에는 힘이 들어가기 쉬우며, 그래서 요통에 시달리는 사람이 많은 것입니다.

긴장으로 인한 허리 통증은 애초에 불안정한 골격 구조에 기인한 것이므로, 아무리 허리를 마사지해도 근본적인 문제가 개선되지는 않습니다. 따라서 배가로근(복횡근), 골반저근 같은 코어 근육이 여러 동작에 관여하면서 허리의 불안정성을 보완해줄 수 있게 할 필요가 있습니다.

척추·골반이 운동 수행 능력에 관여하는 역할은 셀 수 없이 많지만, 그중에서 특히나 중요한 것이 힘을 전달하는 것입니다. 투수가 공을 빠르게 던지기 위해 하체를 단련해 근력을 키워도 그 힘을 손끝까지 제대로 전달하지 못하면 큰 힘을 낼 수가 없습니다. 이때 척추 주변의 작은 근육이 굳어버리면, 힘이 제대로 전달되지 않습니다.

척추 주변에는 표층에서 심층까지 상당히 많은 수의 가느다란 근육이 붙어 있는데, 이들은 세로로 긴 구조를 띠고 있는 인체를 지탱하는 데에 중요한 역할을 담당합니다. 하지만 그렇게 계속 인체를 지탱하고 있기에 그만큼 근육이 쉽게 굳어버리는 경향이 있습니다. 탈력 트레이닝에서는 이처럼 굳어 있는 척추 주변 근육의 힘을 얼마만큼 잘 빼는지가 중요합니다.

골반·엉덩관절

엉덩관절의 기능도 스포츠뿐만 아니라 일상 동작에 깊은 영향을 끼칩니다. 일상 동작에서 엉덩관절이 담당하는 주요 역할은 다음 두 가지입니다.

① **다리가 자유롭게 움직이도록 하는 것**입니다. 여기에는 유연성이 영향을 미칩니다.

② 척추처럼 **신체를 지탱하는 것**입니다. 신체를 지탱한다고는 하지만, 사실 엉덩관절은 구체의 형태로 되어 있어 애초에 불안정할 수밖에 없으므로 균형을 유지하기에 적합하지는 않습니다. 그래서 엉덩관절 주변에서는 많은 인대와 크고 작은 여러 근육이 서로 힘을 합쳐 지지성을 확보하고 있습니다.

이미 눈치채셨을지 모르겠지만, 이 두 가지 역할은 모순됩니다. 자

척추, 골반·엉덩관절, 어깨뼈의 구조를 살펴보자

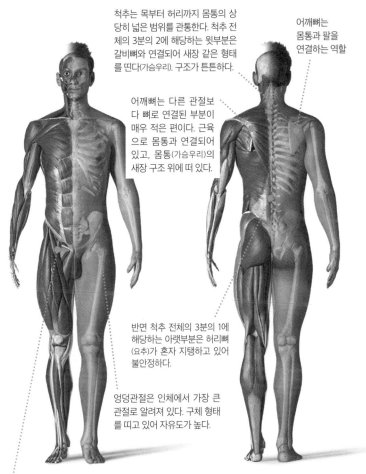

척추는 목부터 허리까지 몸통의 상당히 넓은 범위를 관통한다. 척추 전체의 3분의 2에 해당하는 윗부분은 갈비뼈와 연결되어 새장 같은 형태를 띤다(가슴우리). 구조가 튼튼하다.

어깨뼈는 다른 관절보다 뼈로 연결된 부분이 매우 적은 편이다. 근육으로 몸통과 연결되어 있고, 몸통(가슴우리)의 새장 구조 위에 떠 있다.

어깨뼈는 몸통과 팔을 연결하는 역할

반면 척추 전체의 3분의 1에 해당하는 아랫부분은 허리뼈(요추)가 혼자 지탱하고 있어 불안정하다.

엉덩관절은 인체에서 가장 큰 관절로 알려져 있다. 구체 형태를 띠고 있어 자유도가 높다.

자유도가 높은 만큼 몸을 지탱하기에는 적합하지 않다. 그래서 주변에 있는 많은 인대와 근육이 힘을 합쳐 지지하고 있다.

©pixelchaos/PIXTA(픽스타)

유로운 움직임은 신체를 지탱하기에 적합하지 않으며, 신체를 안정적으로 지탱하려면 움직임이 적은 편이 좋습니다. 그래서 일반적으로는 이 두 가지 역할 중 어느 한쪽을 우선시할 수밖에 없는데, 보통 신체를 지탱하는 역할이 더 우선됩니다. 그렇다 보니 엉덩관절이 굳어지기 쉬울 수밖에 없습니다.

스포츠에서는 이 두 가지 역할 외에도 ③ 힘의 전달이라는 세 번째 역할이 중요합니다. 앞서 소개했듯이 투수가 하체의 힘을 손끝까지 전달하는 경우를 다시 예로 들자면, 엉덩관절은 척추만큼 혹은 그 이상으로 힘이 빠져나가기 쉬운 부위입니다(자유로운 움직임이 가능한 만큼, 힘이 쉽게 빠져나갑니다). 그래서 많은 투수가 엉덩관절을 제대로 제어하지 못하고, 연동성을 잃어버립니다. 게다가 엉덩관절은 척추처럼 골반 움직임에도 영향을 끼칩니다.

투수뿐만 아니라, **뛰어난 수행 능력에서는 엉덩관절의 자유도, 지지성 그리고 힘의 전달이 높은 수준으로 동시에 실현됩니다.** 최고 수준의 선수들을 보면 엉덩관절의 움직임이 크고 유연하며(자유도) 지면의 반동을 온몸으로 이용하는 것을 알 수 있습니다(지지성·힘의 전달). 이러한 이유에서 엉덩관절을 훈련할 때는 근력 강화 외에도 유연성과 탄력 스킬을 향상해 힘의 전달 효율을 높일 필요가 있습니다.

어깨뼈(견갑골)

의외로 중요성이 간과되기 쉬운 부위가 어깨뼈입니다. 스포츠에서 어깨뼈의 역할은 주로 ① 팔의 자유로운 움직임 확보(자유도), ② 어깨관절의 보조(부담 경감), ③ 힘의 전달입니다

어깨뼈는 원래 동작의 자유도가 높은 부위입니다. 팔은 여러 방향으로 돌릴 수 있지요. 적어도 여섯 방향으로 움직일 수 있으면, 이를 혼합하면 복잡한 운동이 가능합니다.

②의 어깨관절 보조 같은 경우, **어깨와 어깨뼈의 움직임이 동조하지 않으면 어깨관절에 큰 부담이 가게 되어 있습니다.** 그래서 어깨관절을 다치는 경우, 어깨뼈의 움직임 저하가 그 원인일 수 있으며, '어깨뼈의 움직임을 개선해야만 어깨 부상이 나아질 수 있다'라는 것이 정론입니다.

③의 힘의 전달 같은 경우, 어깨뼈 주변도 엉덩관절처럼 힘이 쉽게 빠져나가는 구조로 되어 있습니다. 하지만 스포츠에는 야구의 투구나 타격, 혹은 테니스나 골프처럼 마지막에 손으로 힘을 발휘해야 하는 종목이 많습니다. 이런 종목에서는 하반신에서 끌어낸 힘을 손실 없이 효율적으로 손까지 전달할 수 있느냐 없느냐가 수행 능력을 발휘하는 데에 있어 무엇보다 중요합니다.

이제껏 설명한 세 부위의 공통점은

세 부위의 주요 역할과 결점

	주요 역할	결점
척추	• 다양한 움직임 속에서 어깨뼈와 엉덩관절을 연결(연동·힘의 전달) • 신체, 그중에서도 특히 머리를 지탱한다.	• 허리뼈가 불안정하다. • 척추 주변에는 가느다란 근육이 많은데, 세로로 긴 구조인 인체를 계속 지탱하고 있어 굳어지기 쉽다.
골반·엉덩관절	• 다리를 자유롭게 움직인다. • 하체의 힘을 상체로 전달한다. • 몸을 지탱한다.	• 구체 형태를 띠고 있는 엉덩관절은 애초에 불안정하다. • 불안정하므로 힘이 빠져나가기 쉬우며, 제어하기가 어렵다.
어깨뼈	• 팔을 자유롭게 움직인다. • 어깨관절을 보조한다(부담 경감). • 몸통의 힘을 팔로 전달한다.	• 어깨와 어깨뼈의 움직임이 동조하지 않으면 어깨관절에 부담을 준다. • 어깨관절은 자유도가 높지만, 그만큼 힘이 빠져나가기 쉽다.

■ 이 부위의 연동성이 큰 힘을 발휘하는 데에 중요한 역할을 담당한다

■ 힘을 전달하는 과정에서 힘이 가장 빠져나가기 쉬운 부위다

라는 것입니다.

즉, 이 세 부위가 수행 능력을 발휘하는 데에 핵심적인 역할을 하기 때문에 이 부위는 그저 강화하는 데에 그치지 않고, 연동과 힘의

전달을 향상하기 위한 노력이 필요합니다. 그리고 이때 효과적인 방법 중 하나가 바로 탈력 트레이닝입니다.

'탈력'은 세 단계로 진화한다

이제껏 여러 번 말했지만, 탈력 스킬은 단순히 힘을 빼는 것이 아닙니다. 침대에 누워 몸의 힘을 빼는 것과 스포츠 동작을 하는 도중에 몸에서 힘을 뺄 수 있는 것은 전혀 다른 문제입니다.

탈력 트레이닝을 시작하기 전에 **단순한 탈력과 수행 능력에 효과적인 탈력의 차이를 정리**해보겠습니다. 탈력에는 다음 도표에 나온 것처럼 세 가지 단계(상태)가 있습니다.

1단계 단순한 탈력

바닥에 누운 상태처럼 안정적인 자세에서 몸의 힘을 뺀 상태를 말합

탈력의 세 단계

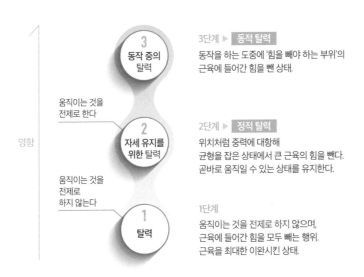

3단계 ▶ 동적 탈력
동작을 하는 도중에 '힘을 빼야 하는 부위'의
근육에 들어간 힘을 뺀 상태.

2단계 ▶ 정적 탈력
위치처럼 중력에 대항해
균형을 잡은 상태에서 큰 근육의 힘을 뺀다.
곧바로 움직일 수 있는 상태를 유지한다.

1단계
움직이는 것을 전제로 하지 않으며,
근육에 들어간 힘을 모두 빼는 행위.
근육을 최대한 이완시킨 상태.

니다. 경기에서처럼 몸의 힘을 뺐다가 다시 급격히 움직이는 일이 없
어야 하며, **온몸의 근육에서 긴장을 푼 상태**를 말합니다.

2단계 자세 유지를 위한 탈력(정적 탈력)

선 자세나 준비 자세처럼 **중력에 대항해 균형을 잡은 채로 몸의 힘을 뺀
상태**를 말합니다. 동시에 언제든지 바로 움직일 수 있는 상태를 전제
로 한 탈력 정도를 가리킵니다.

3단계 **동작 중의 탈력**(동적 탈력)

걷거나 경기를 할 때처럼 어떤 동작을 하는 도중에 '힘을 빼야 하는 부위'의 힘을 뺀 상태를 말합니다. 탈력 트레이닝은 이 3단계 상태를 목표로 합니다.

2단계나 3단계처럼 동작에서 발휘되는 힘이 클수록 탈력의 난도가 올라갑니다.

이러한 세 단계는 1단계에서 3단계 방향으로 영향을 끼칩니다. 즉, **바닥에 누운 상태에서 힘을 빼지 못하는 사람에게는 서 있는 상태에서 힘을 빼라고 요구할 수 없습니다.** 반대로 동작을 하는 도중에 힘을 뺄 수 있는 사람은 단순히 서 있는 상태에서 얼마든지 힘을 뺄 수 있다는 뜻입니다.

그러므로 무작정 3단계를 목표로 하지 말고, 자신이 어느 단계의 탈력을 할 수 있는지를 먼저 파악해야 합니다. 그런 다음 그다음 단계의 탈력, 즉 '지금의 나에게는 조금 어려운 탈력'을 철저히 훈련하는 것이 탈력 스킬을 향상하는 포인트입니다.

※ 이 책에서 소개하고 있는 탈력 트레이닝은 제가 프로 선수를 지도할 때 설정하는 훈련 메뉴보다 좀 더 하기 쉬운 것들을 선별한 것입니다. 동작 중의 탈력, 그중에서도 특히 경기 중의 동작과 관련이 있는 탈력 트레이닝은 종목마다 차이가 나므로 이 책에는 소개하지 않았습니다. 관심이 있으신 분은 전문가에게 직접 지도받는 방법을 고려해 보시기 바랍니다.

'탈력 트레이닝'의 네 단계

탈력 트레이닝은 다음과 같은 네 단계에 걸쳐 이루어집니다.

0단계 **복압 향상과 힘을 주어야 하는 부위를 자극**(준비 상태 정비)

1단계 **스트레칭 계열**(안정된 상태에서의 탈력 연습)

2단계 **몸 흔들기 계열**(몸에 힘을 주었다가 빼는 연습)

3단계 **낙하 계열**(몸에서 힘을 급격히 빼서 중력을 이용하는 연습)

탈력의 세 단계에서도 설명했듯이 탈력에는 난도가 있습니다. 특히 경기에서 동작을 하는 도중에 몸에서 힘을 빼는 것, 즉 3단계 '동작 중의 탈력'은 경기에 대한 부담감이 클수록 한층 어려워집니다. 경기 중에 코치가 "힘을 빼라고!"라고 아무리 소리친들 평소에 탈력 트레이닝을 하지 않은 선수가 갑자기 그렇게나 어려운 탈력을 할 수 있을 리가 없습니다.

하지만 저는 그런 선수야말로 언젠가는 3단계에 도달했으면 합니다. 그렇게 될 수 있도록 탈력 트레이닝을 **도전하기 쉬운 0단계부터 차근차근 시작해 몇 번이고 반복하시기 바랍니다.** 이미 스스로 2단계 이상이라고 생각하는 사람도 처음에는 0단계부터 시작해보세요.

탈력 스킬을 갈고 닦는 데에는 끝이 없습니다. '이 정도면 완벽해'라고 생각할 수 있는 성질의 것이 아닙니다.

탈력 트레이닝이 너무 쉬워 보여도 절대로 우습게보지 말고 부담 없이, 하지만 진지하게 임해보세요. 0단계나 1단계에서도 분명히 무언가를 발견할 수 있을 것입니다.

아무리 해보아도 동작이 너무 간단해 보인다면 '몸이 정말 유연한 세계적인 선수가 이 트레이닝을 한다면 어떤 움직임이 나올지' 한번 상상해보세요. 너무 쉬워 보여서 '당장 내일이라도 그만둬도 될 것만 같은', 여러분이 과연 그와 비슷한 수준의 움직임을 보일 수 있을까요?

0단계: 복압 향상과 힘을 주어야 하는 부위를 자극(준비 상태 정비)

0단계는 탈력을 연습하기 위한 준비 단계입니다. 여기서는 주로 ① 복압을 향상하는 훈련과 ② 힘을 주어야 하는 부위에 자극을 가해 작용하기 쉬운 상황을 만듭니다.

바닥에 누운 상태에서 힘을 빼는 것이니 가장 간단할 것 같지만, 평소에 몸에 습관적으로 힘이 들어가 있는 사람에게는 어려울 수 있으니 차근차근 따라 해보시기 바랍니다.

먼저 ① 복압을 향상하는 트레이닝부터 설명해보겠습니다. 몸에 힘이 들어가는 가장 큰 원인 중 하나가 '불안정'이라는 점은 여러 번 말한 바 있습니다. 특히 서 있을 때나 어떤 동작을 할 때 몸에 힘이 들어가 버려서 누워 있는 상태에서조차 그러한 긴장이 잘 풀리지 않는 전형적인 부위가 바로 허리입니다.

이번 장의 전반부에서도 언급한 것처럼 허리에 힘이 들어가는 패턴이 생기는 이유는 애초에 불안정한 골격 때문입니다. 이러한 패턴에서 벗어나려면 복부 주변이 안정되어야 합니다. 이를 **복근으로 안정시키지 않고, 복부를 안쪽에서 지탱하는 기능을 이용해 해결하는 것입니다.**

그래서 복압에 주목합니다. **복압이란 몸통**(주로 복부 주변)**을 안쪽에서 바깥쪽으로 넓히는 힘**을 말하는데, 이를 이용해 복부의 불안정성을 보완할 수 있습니다. 풍선이 부풀면 그 형태를 계속 유지할 수 있는 것과 같은 원리입니다.

복압이 향상되면 복부 표면의 근육을 탄탄하게 해서 '식스팩'을 만들 필요가 없습니다. 이처럼 힘을 주지 않고도 강도 높은 안정성을 발휘하면서 움직일 수 있는 것이 최고 수준의 선수들이 지닌 '강한 몸통'입니다. 또 복압이 향상되면 허리뿐만 아니라 어깨나 무릎 등 다양한 부위에 들어가 있는 힘을 빼기 위한 '준비 상태'가 갖추어집니다.

복압을 향상하는 트레이닝에서는 복부와 허리를 균등하게 부풀리는 '요복호흡(腰腹呼吸)'을 실시합니다(108쪽 참조). 요복호흡의 핵심은 **허리도 부풀리는 것입니다.** 일반적인 복식호흡처럼 복부만 부풀리는 것이 아니라, 최대한 허리와 복부가 균등하게 부풀도록 몸을 조절하세요. 이렇게 하면 복부 전체에 고르게 압력이 가해져 허리뼈(복부 주변)가 안정됩니다.

누운 상태에서 실시하는 훈련이기는 하지만, 꾸준히 해서 몸에 익혀 놓으면 실제로 스포츠 동작을 하는 도중에도 복압을 쓸 수 있게 됩니다. 단, 복압 트레이닝을 할 때, 어깨나 허리 등에 힘이 들어가면 기껏 한 훈련이 모두 물거품이 되므로 그러지 않도록 주의합시다.

그리고 0단계 후반에는 ② 힘을 주어야 하는 부위에 자극을 가해 작용하기 쉬운 상황을 만드는 트레이닝을 합니다. 복압뿐만 아니라, 힘을 주어야 하는 부위가 제대로 작용하게 하면 '탈력 스킬을 향상하는 준비 상태'가 더 잘 갖추어집니다.

이미 여러 번 이야기했지만, 처음에는 힘을 빼려고 해도 생각만큼 잘 빠지지 않습니다. 탈력을 위한 트레이닝인 만큼 사전에 준비 상태를 잘 갖추는 것이 중요합니다.

1단계: 스트레칭 계열
(안정된 상태에서의 탈력 연습)

1단계 트레이닝에서는 스트레칭을 이용합니다. 1단계는 0단계를 충분히 훈련한 후에 진행해주세요.

스트레칭의 일반적인 목적은 근육을 잡아당기고 늘려서 유연성을 높이는 것이지만, 탈력 트레이닝에서는 그 '목적'이 조금 다릅니다. 탈력 트레이닝에서 스트레칭은 가동 범위를 넓히는 것이 목적이 아니라, **힘을 빼는 감각을 연습하기 위한 것**입니다. 가동 범위는 그저 '결과적으로' 넓어진다고 보면 됩니다.

각각의 스트레칭을 통해 근육이 충분히 늘어난 상태를 만들면, 몸에서 힘을 빼면서 근육의 긴장을 풀어 근육이 늘어나고 있는 감각을 느껴보세요. 이때 근육이 늘어나는 것보다 몸에서 힘을 '빼는' 것이 중요합니다.

마치 엉켜 있던 밧줄이 풀어지는 듯한 기분 좋은 감각을 느낄 수 있도록 의식을 집중합니다. 이것이 잘되면 가동 범위가 점점 더 넓어집니다.

이 타이밍에서 복압이 충분하지 않으면 몸이 풀어지는 느낌이 들지 않습니다. 만약 이런 감각이 느껴지지 않을 때는 스트레칭 자세를 취한 채로 0단계의 요복호흡을 실시해보시기 바랍니다.

그런 다음 늘어나려고 하는 근육 이외의 부분에 들어간 힘을 찾습니다. 늘어나지 않는 부위를 가볍게 움직여보세요. 그러면 틀림없이 다른 부위에도 힘이 들어가 있는 것을 발견할 수 있을 것입니다. 그런 부위를 발견했다면 요복호흡을 하면서 다시 힘을 서서히 뺍니다. **힘이 들어간 부위를 감지하는 순간, 곧바로 힘을 뺍니다.**

이 과정을 반복하다 보면 '단지 근육을 늘리려고 했을 뿐인데, 이렇게나 힘을 많이 주고 있었나?'라는 사실을 깨닫게 될 것입니다. 제가 겪어보니 '힘을 빼는 감각'을 감지하게 된 후로 일반적인 스트레칭 방법보다 유연성이 더 빠르고 안전하게 향상되었습니다.

■ **스트레칭을 매일 하는데도 유연성이 그다지 좋아지지 않는다**

- 스트레칭이 수행 능력의 향상으로 이어지는 것 같지 않다

- 스트레칭을 하고 나서 몸이 쑤신 적이 있다

또한 위와 같은 분들에게도 이 방법을 권하고 싶습니다.

2단계: 몸 흔들기 계열
(몸에 힘을 주었다가 빼는 연습)

2단계에서는 몸을 흔드는 트레이닝을 합니다. **몸을 자연스럽게 흔들기 위해서는 몸에 힘을 주는 것(출력)과 빼는 것(탈력)을 순간적·연속적으로 전환할 수 있어야 합니다.** 이것이 탈력이 수행 능력으로까지 이어지느냐 아니냐를 가르는 분기점입니다.

근육을 천천히 늘리고, 그 자세를 유지한 채로 몸에서 힘을 뺐던 1단계에서는 움직임이 적은 만큼 여유가 있고, 이때 필요한 탈력 스킬도 간단한 편이었습니다. 하지만 2단계 트레이닝에 요구되는 탈력 스킬은 좀 더 복잡합니다.

힘을 뺐다가 다음 순간에 바로 힘을 주어야 하고, 힘을 주었다가 곧바로 다

시 힘을 빼야 합니다. 이처럼 힘을 주는 것과 빼는 것을 연속적으로 전환해야 하는 것이 바로 '흔들기' 운동입니다. 이를 자연스럽게 전환하지 못할 때는 리듬을 잘 타지 못하고 몸을 어색하게 흔든다거나 몸에 힘이 들어가 크게 흔들리는 듯한 움직임을 보입니다.

제2장에서 소개한 리오넬 메시나 야마모토 요시노부 선수의 사례처럼 많은 스포츠 종목에서는 경기 중에 순간적으로 힘을 주었다가 곧바로 단숨에 힘을 빼는 동작이 반복됩니다. 그렇기에 힘을 주었다가 빼는 것을 잘해야 움직임이 매끄러워질 수 있습니다. 동작을 할 때 힘이 들어가는 패턴이 생긴 선수는 대부분 힘을 빼야 할 때 빼지 못해 항상 힘이 바짝 들어간 상태에서 움직이려고 합니다.

이 책에서 소개하는 2단계의 몸 흔들기 계열 트레이닝은 비교적 몸을 흔들기 쉬운 동작을 선별해 놓았으니 적극적으로 실천해보시기 바랍니다.

3단계: 낙하 계열
(몸에서 힘을 급격히 빼서 중력을 이용하는 연습)

3단계에서는 낙하하는 감각과 이를 잘 활용하는 능력을 익힙니다. 낙하를 잘 활용하려면 몸을 흔들 때보다 더 급격하고 깊은 탈력이 요구됩니다.

제2장에서 최고 수준의 선수들의 신체 조작에는 대부분 크고 작은 낙하가 관여한다고 설명한 바 있는데, 그만큼 **낙하를 자유자재로 제어할 수 있으면 뛰어난 수행 능력으로 이어지는 흐름을 단번에 탈 수 있습니다.**

낙하가 구체적으로 어떤 것인지 감이 잘 오지 않는다면 방심하고 있다가 무릎이 갑자기 풀려 쓰러지거나 넘어질 것 같은 순간의 감각을 떠올려보세요. 생각해보면 당연한 일이지만, 중력에 대항해 서 있거나 경기 중에 한창 어떤 동작을 유지하고 있는데 갑자기 힘이 빠져버리면 지탱하는 힘을 잃은 몸은 중력의 영향으로 낙하, 즉 지면을 향해 가속할 수밖에 없습니다. 수행 능력에 중력을 이용한다는 말은 이처럼 '힘을 주지 않았는데도 가속할 수 있는' 메커니즘을 움직임에 이용한다는 말입니다.

여러분은 갑작스럽게 움직이기 시작할 때, 힘을 주어야만 움직일 수 있다고 생각하시지 않나요? '자신이 주고 있다고 느끼는 힘'(50쪽 참조)을 다룰 때 이야기한 바 있지만, 최고 수준의 선수들은 움직이기 시작할 때, '오히려' 더 힘을 빼려고 합니다.

사람들은 대부분 반대로 생각합니다. 움직이기 시작할 때, 당연히 큰 힘이 필요할 것이라고 말입니다. 이때가 바로 몸에 힘이 들어가기 쉬운 타이밍입니다.

하지만 선수들은 '재빠르게 움직이고 싶을 때, 오히려 몸에서 힘을 뺍니다'라고 말합니다. 이는 몸에서 힘을 뺄 때 발생하는 낙하를 이용하고 있기에 할 수 있는 말입니다. 실제로 선수들은 움직이기 시작할 때, 한순간 낙하합니다.

몸에서 힘을 급격히 뺄 때 발생하는 낙하(위치 에너지가 운동 에너지로 전환)는 도중에 힘의 방향을 바꾸어서 앞이나 좌우 방향 등 평면의 움직임으로 전환

할 수 있습니다. 예를 들어, 리오넬 메시 선수처럼 움직이기 시작하는 속도가 빨라 움직임을 제대로 파악하기 어려운 선수는 이처럼 운동 방향을 전환하는 기술이 매우 뛰어납니다.

이제는 다 아시겠지만, 탈력 속도가 충분하지 않으면 낙하가 잘 일어나지 않습니다. 즉, 힘을 급격하고 깊게 빼지 못하는 사람은 낙하를 제대로 다루지 못합니다. 낙하를 제대로 다룰 수 있느냐 없느냐가 수행 능력에서 큰 차이를 만듭니다.

이제부터 탈력 트레이닝의 기초인 0단계부터 시작해봅시다(2단계와 3단계는 제4장에서 다루겠습니다).

1 배꼽 아래쪽을 손가락으로 꾹 누른다

코로 숨을 들이마시면서 허리와 복부를 천천히 부풀린다. 이때 손가락으로 누르고 있는 힘을 복부 주변으로 밀어낸다는 느낌으로 한다. 복부뿐만 아니라 허리까지 잘 부풀리면 바닥도 밀어낸다는 느낌을 받는다.

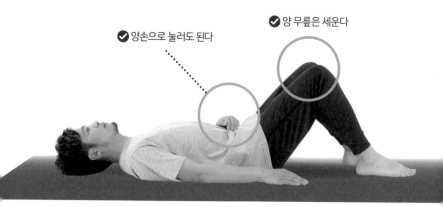

✔ 양 무릎은 세운다

✔ 양손으로 눌러도 된다

복부와 허리를 부풀려 복압을 높이는 '요복호흡'을 실시합니다. 요복호흡을 할 때, 특히 중요한 곳이 배꼽 아래입니다. 이곳은 뭉쳐서 압력이 잘 들어가지 않는 곳이기도 합니다.

그래서 배꼽 아래를 손가락으로 누르면 복부와 허리가 부푸는 감

2 허리와 복부를 부풀린 채로 소리를 낸다

1의 상태를 그대로 유지한 채로 소리를 낸다. 이때 목을 쥐어짜지 말고, 마치 복부가 진동하듯이 배에서부터 차분하게 소리를 낸다.

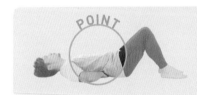

허리와 복부를 동시에 부풀리기 힘들 때, 허리 밑에 손을 끼우거나 수건을 깔면 감각을 느끼기 쉬워진다.

✅ 어깨나 목에 힘이 들어가지 않게 주의한다

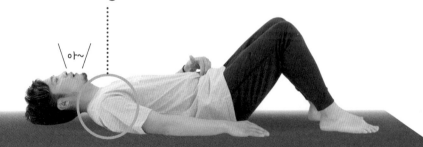

각을 감지하기 쉬워질 뿐만 아니라 움직임이 좋아져 복압 향상으로 이어집니다.

배꼽 아래가 잘 움직이게 되면 복부보다 허리 쪽이 더 크게 부풀도록 몸을 제어해 나갑니다.

이 점을 확인하기

▶ 가슴이 아니라 허리와 복부를 부풀린다(요복호흡)

▶ 소리를 내는 동안에도 부풀린 복부와 허리가 줄어들지 않게 한다

겨드랑이 뒤쪽 자극하기

동영상은 여기

1 겨드랑이 뒤쪽에 움푹 들어간 곳을 누른다

손을 떼었을 때, 누른 감각이 남을 정도의 세기로 누른다
(강한 통증이 느껴지지 않을 정도로).

✅ 만져보면 움푹 들어간 곳이 있다

✅ 검지와 중지로 누르고, 엄지는 옆에 살짝 붙인다

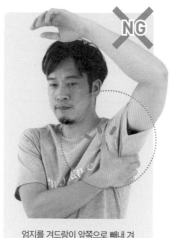

엄지를 겨드랑이 앞쪽으로 빼내 겨
드랑이 전체를 잡지 않는다

겨드랑이 뒤쪽은 어깨뼈 주변에서 '힘을 주어야 하는 부위'에 해당합니다. 이 부위가 잘 작용하게 되면 어깨뼈 주변의 힘이 빠져 움직임의 자유도와 힘의 전달 효율이 좋아집니다.

겨드랑이 뒤쪽의 움푹 들어간 곳에는 몸통·어깨뼈·팔을 연결하는 근육이 많이 겹쳐 있습니다. 움푹 들어간 곳을 누른 채로 팔을 돌리면 쓰고 싶지 않은 근육의 움직임이 억제되어 힘을 주어야 하는 부위만 작용하기 쉬워집니다.

이 점을 확인하기

▶ 겨드랑이 뒤쪽을 자극하기 전보다 팔의 움직임이 개선되었다면 잘한 것이다

▶ 한쪽을 먼저 한 다음, 좌우 양팔을 비교하면 차이를 쉽게 알 수 있다

2

팔을 크게 뒤로 돌리기· 앞으로 돌리기

한쪽 팔을 먼저 한 다음, 끝나면 반대편 팔도 같은 방법으로 한다.

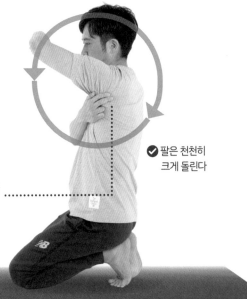

✔ 팔은 천천히 크게 돌린다

✔ 움푹 들어간 곳을 누른 채로

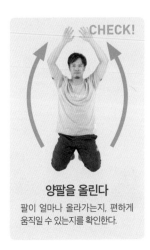

CHECK!

양팔을 올린다

팔이 얼마나 올라가는지, 편하게 움직일 수 있는지를 확인한다.

0 단계

명치 제어

동영상은 여기

1 등을 바닥에 대고 누운 다음, 명치를 누른다

명치를 손가락으로 천천히 누른다.
이때 어깨나 복부에 힘이 들어가서는 안 된다.

POINT
명치는 배꼽보다 손가락 4개
정도 위에 있다.

✔ 손은 이런 모양.
손끝으로 누른다

✔ 양무릎은
세운다

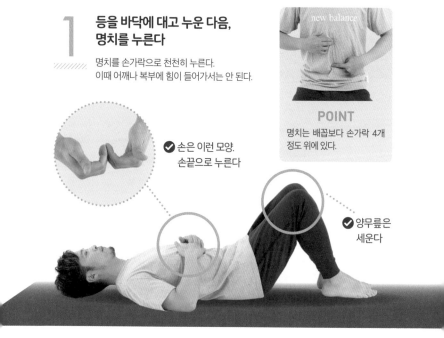

명치는 척추와 넙다리뼈(대퇴골)를 직접 연결하는 유일한 근육이자, 큰허리근(대요근)이 시작하는 부위입니다. 큰허리근은 상체와 하체의 연동·힘의 전달에서 매우 중요한 역할을 차지하는 핵심 근육입니다. 인체 중에서도 크기가 매우 큰 이 근육이 쉽게 작용할 수 있는 상태를 만드는 것이 탈력 스킬을 향상하는 데에 있어 가장 기본이 됩니다. 손가락으로 명치를 누른 상태에서 척추를 비틀면 힘을 주어야 하는 부위가 작용하기 쉬워집니다.

2 1의 상태에서 하체를 좌우로 비튼다

허리가 아니라 명치를 천천히 비트는 것이 포인트다.
명치가 비틀리는 느낌이 나도록 움직임을 제어한다.
명치를 누르고 있는 손가락에서 힘이 빠지기 쉬우므로
너무 얕게 누르지 않도록 주의한다.

✔ 명치부터 비튼다

✔ 시선은 정면

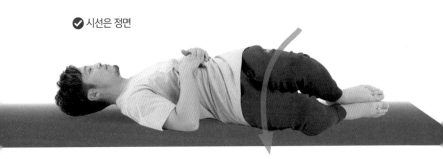

▶ 허리가 아니라 명치가 비틀려야 한다

▶ 허리에 힘이 들어갈 때는 다시 요복호흡을 한다

0 단계

몸통과 다리의 연결 강화

넓적다리 뒤쪽 자극하기

동영상은 여기

1 한쪽 다리를 앞으로 한 발짝 내민 다음, 서혜부(사타구니)를 누른다

✔ 서혜부의 위치는 비키니 라인 중앙

POINT

검지와 중지를 교차시킨 상태에서 손끝을 사용한다.

2

넓적다리 뒤쪽의 윗부분 절반을
스트레칭한 상태에서
주먹으로 두드린다

서혜부를 중심으로 상체를 앞으로 기울여 엉덩이가 올라가게 한다.
엉덩이가 내려가 버리면 넓적다리 뒤쪽이 제대로 스트레칭되지 않는다.
앞으로 내민 다리의 무릎은 완전히 펴지 않고 살짝 구부린다.
넓적다리 뒤쪽의 윗부분 절반 중에서 안쪽을 주먹을 두드린다.
반대편 다리도 같은 방법으로 한다.

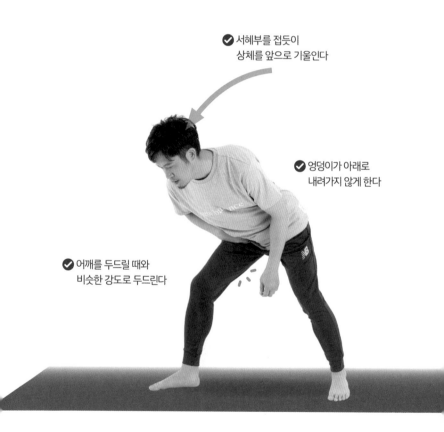

✓ 서혜부를 접듯이
  상체를 앞으로 기울인다

✓ 엉덩이가 아래로
  내려가지 않게 한다

✓ 어깨를 두드릴 때와
  비슷한 강도로 두드린다

2번 동작을 할 때, 주먹으로 두드리는 이유는 '스트레칭한 상태에서 두드리면 힘이 들어가기 쉬워지는' 근육의 성질을 이용하기 위한 것입니다.

트레이닝 중에는 상체와 엉덩관절을 잘 제어해서 허벅지 뒤쪽의 윗부분 절반이 정확히 스트레칭되게 하세요. 넓적다리 뒤쪽에 힘이 제대로 들어가면 원래 힘이 들어가지 않아야 하는 넓적다리 앞쪽이나 허리의 힘을 빼기 쉬워집니다.

이 점을 확인하기

▶ 엉덩이가 아래로 내려오지 않게 한다(오히려 올린다는 느낌)

▶ 허리에 힘을 주지 않고 엉덩이를 올린다(서혜부를 중심으로 상체를 정확히 구부리면 골반이 앞으로 기울어져 엉덩이가 올라간다＝넓적다리 뒤쪽의 윗부분 절반이 정확히 스트레칭된다)

1
단계

코모도 스트레칭

동영상은 여기

1 양 팔꿈치를 바닥에 대고 엎드린 상태에서 한쪽 무릎을 세운다

무릎을 세운 다리는 최대한 앞으로 오게 한다. 쭉 편 다리는 발끝을 세우지 않는다.
발끝을 세우면 힘이 들어가기 쉽다.

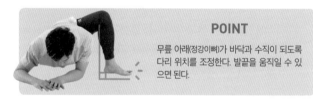

POINT

무릎 아래(정강이뼈)가 바닥과 수직이 되도록
다리 위치를 조정한다. 발끝을 움직일 수 있
으면 된다.

✅ 발끝은 바깥을 향하게 한다
(45도 정도)

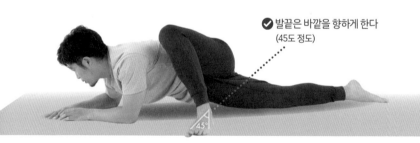

2

구부린 다리의
무릎 안쪽에 손을 올린다

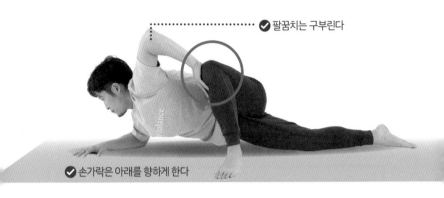

✔ 팔꿈치는 구부린다

✔ 손가락은 아래를 향하게 한다

3

2의 상태에서 어깨를 바닥에 가까이 댄 다음,
상체를 반대 방향으로 비튼다

2의 상태에서 올리고 있던 팔의 팔꿈치를 천천히 펴면서 가슴과 얼굴을 오른쪽으로 돌려 몸통을 비튼다. 심호흡(요복호흡)을 반복하면 최대한 힘을 뺀다. 세 번 정도 심호흡한 다음, 좌우를 바꾸어 같은 방법으로 한다.

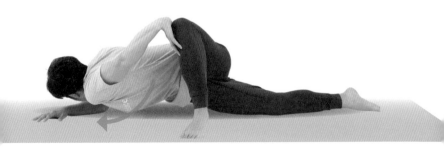

코모도 스트레칭은 어깨뼈·척추·엉덩관절 주변의 근육을 동시에 늘일 수 있는 매우 편리한 스트레칭입니다.

자세가 조금 복잡해서 익숙해질 때까지 온몸에 힘이 들어가기 쉬우니 서두르지 말고 천천히 하세요. 그 밖의 부위에서도 힘이 들어간 곳을 찾아서 힘을 뺍니다. 더 힘을 빼면 자세를 유지하지 못하겠다 싶을 정도까지 최대한 힘을 빼는 것이 중요합니다.

이 점을 확인하기

▶ 3에서 팔꿈치를 무리하게 펴지 말고, 그보다는 어깨를 바닥에 충분히 가까이 대는 것을 우선한다

▶ 힘을 잘 뺄 수 있으면 온몸이 가라앉아 배꼽이 바닥에 가까워진다

<table>
<tr><td rowspan="3">**1**
단계</td><td>큰볼기근과 엉덩관절의 탈력 감각을 습득</td></tr>
<tr><td>큰볼기근(대둔근) 스트레칭</td></tr>
</table>

동영상은 여기

1 바닥에 앉아 오른쪽 다리를 앞으로,
왼쪽 다리를 뒤쪽으로 뻗는다

다리를 뻗기 전에 스트레칭을 할 부위인 큰볼기근(엉덩이 근육)과
넓적다리 뒤쪽 그리고 허리를 부드럽게 문질러두면 힘을 빼기가 더 쉬워진다.

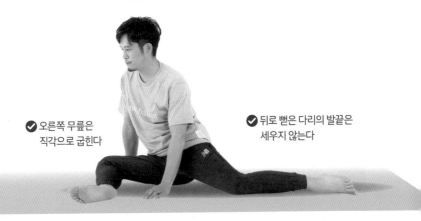

✔ 오른쪽 무릎은
직각으로 굽힌다

✔ 뒤로 뻗은 다리의 발끝은
세우지 않는다

2   1의 상태에서 상체를 앞으로 숙인다

앞으로 뻗은 다리의 발바닥을 손바닥으로
미는 것이 포인트. 이렇게 자세를 안정시키면
몸에서 힘을 빼기가 쉬워진다.

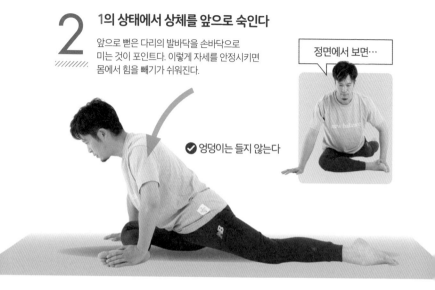

정면에서 보면…

✔ 엉덩이는 들지 않는다

3   요복호흡으로 숨을 토하면서 상체를 더 깊이 숙인다

상체를 최대한 깊이 숙이고, 그 상태를 유지한 채로 요복호흡을 하며 몸에서 힘을 뺀
다. 힘이 빠지는 느낌이 들면 상체를 다시 일으킨 후, 같은 동작을 반복한다. 반대편 다
리도 같은 방법으로 한다.

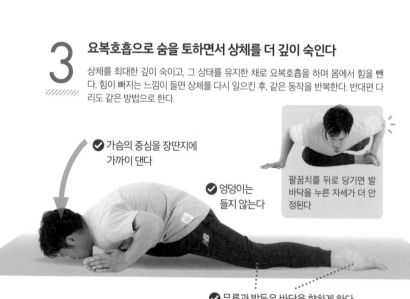

✔ 가슴의 중심을 장딴지에
가까이 댄다

✔ 엉덩이는
들지 않는다

팔꿈치를 뒤로 당기면 발
바닥을 누른 자세가 더 안
정된다

✔ 무릎과 발등은 바닥을 향하게 한다

엉덩이와 허리의 힘을 단계적으로 빼는 방법입니다. 큰볼기근도 제대로 관리하지 않으면 항상 힘이 들어가 뭉치게 되어 '제대로 쓸 수 없는 상태'가 되기 쉬운 부위 중 하나입니다. 큰볼기근이 뭉치면 허리나 넓적다리 앞쪽에도 힘이 들어가게 됩니다. 이 스트레칭을 할 때는 요복호흡을 통해 허리를 부풀리는 것에 특히 신경 써주세요.

큰볼기근은 엉덩이 전체를 감싸듯이 붙어 있으므로 여러 방향으로 늘이는 게 좋습니다. 2, 3번 동작에서는 가슴의 중심이 장딴지 중앙에 오게 몸을 앞으로 기울이지만, 이 밖에도 ① 무릎 바깥쪽, ② 무릎, ③ 발뒤꿈치에 오게 몸을 숙이는 방법도 효과적입니다.

이 점을 확인하기

▶ 몸의 힘을 잘 빼면 상체의 무게가 앞쪽으로 뻗은 다리에 실리는 듯한 느낌이 난다

▶ 엉덩이가 들리지 않게 할 것(힘을 빼기가 어려워진다)

---

1 바닥에 등을 대고 누운 다음,
무릎을 세운다

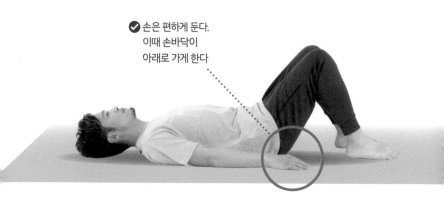

✔ 손은 편하게 둔다.
이때 손바닥이
아래로 가게 한다

126

2 양다리를 들어 올려 발끝이 바닥에 닿게 한다

발끝이 머리 바로 위쪽이 아니라 왼쪽 위에 비스듬히 닿게 한다. 자세를 그대로 유지한 채 요복호흡을 하면서 등과 가슴에도 공기를 넣은 후, 숨을 토하면서 등과 목의 힘을 뺀다. 어깨에 힘이 들어가기 쉬우니 주의하자.

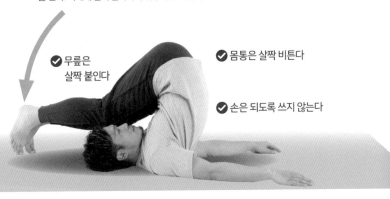

✅ 무릎은
살짝 붙인다

✅ 몸통은 살짝 비튼다

✅ 손은 되도록 쓰지 않는다

3 2의 상태에서 무릎을 바닥에 붙이고, 몸통을 더욱 구부린다

무릎을 바닥에 붙이기가 어렵다면 무리하지 말자. 일단 원래 자세로 돌아간 다음, 이번에는 발끝을 머리 오른쪽 위에 비스듬히 닿게 한다. 좌우를 바꾸어 가며 같은 동작을 반복하다 보면 무릎이 점차 바닥에 가까워진다.

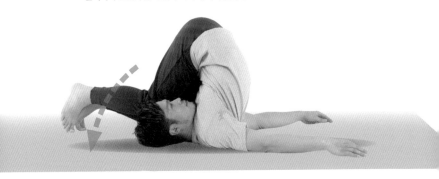

힘이 자꾸 들어가 굳어지기 쉬운 몸통 상부의 힘을 빼는 감각을 익히는 스트레칭입니다. 등에는 다양한 각도로 근육이 붙어 있는데, 비트는 자세를 취하면 스트레칭이 더 잘 됩니다.

몸에서 힘을 뺄 때는 요복호흡을 깊이 하는 것을 잊지 말고, 그와 동시에 가슴과 등에도 공기를 충분히 넣어주세요. 들어올렸던 다리를 되돌릴 때는 척추뼈를 하나씩 천천히 바닥에 붙인다는 느낌으로 몸을 제어합니다.

이 점을 확인하기

▶ 힘을 잘 빼면 무릎과 발끝에도 체중이 실리기 시작한다

▶ 다른 스트레칭보다 숨을 참기 쉬운 자세이므로 주의한다

<table>
<tr>
<td>

1
단계

</td>
<td>

엉덩관절과 큰볼기근 바깥쪽의 탈력 감각을 습득

소머리 자세

동영상은 여기

</td>
</tr>
</table>

1 바닥에 손발을 대고, 무릎을 교차시킨다

한쪽 무릎 뒤쪽에 반대편 무릎이 닿게 한다

✔️ 양 무릎을 꼭 붙인다

뒤에서 보면…

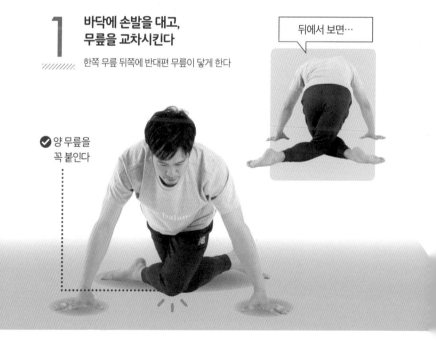

2

1의 자세에서 엉덩이를 바로 아래로 내린다

손의 위치는 움직이지 말고 그대로 둔 채, 상체를 앞으로 기울인 채로 아주 천천히 진행한다. 다리를 교차할 때는 손으로 다리 부분을 눌러도 된다. 천천히 엉덩이를 내리면서 엉덩이와 허리의 힘을 빼 나가는 감각을 좇는다. 엉덩이가 당겨서 견디기 힘든 순간이 되면 그 자세를 그대로 유지한 채, 요복호흡을 하면서 몸의 힘을 뺀다. 끈이 풀리는 이미지를 상상하며 몸에서 힘을 빼는 것이 중요하다.

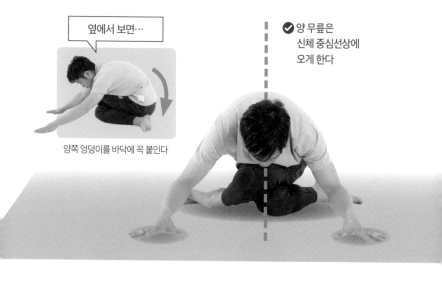

옆에서 보면…

양쪽 엉덩이를 바닥에 꼭 붙인다

✔ 양 무릎은 신체 중심선상에 오게 한다

소머리 자세는 양쪽 무릎이 꼭 붙을 정도로 엉덩관절을 안쪽으로 구부려서(엉덩관절의 내전) 엉덩이 바깥쪽을 스트레칭하는 동작입니다. 엉덩이 근육 중에서도 바깥쪽(넓적다리 바깥쪽도 포함)은 특히 힘이 들어가서 뭉치기 쉬우므로 힘을 빼기가 어려운 부위입니다.

프로 선수 중에도 이를 어려워하는 사람이 많은데, 엉덩관절의 내전은 경기 중에 하는 동작에도 많이 쓰입니다. 힘을 빼는 감각을 감지하기가 어려울 때는 엉덩이 바깥쪽을 부드럽게 문질러서 탈력을 촉진하는 것이 효과적입니다.

이 점을 확인하기

▶ 양쪽 엉덩이를 바닥에 붙인 채로 할 것

▶ 무릎을 붙이면 엉덩이가 더 꽉 당긴다

▶ 힘을 잘 뺄 수 있게 되면 상체의 무게가 무릎에 실리게 된다

1 단계 넙다리네갈래근(대퇴사두근)의 탄력 감각을 파악한다

넓적다리 앞쪽 스트레칭

동영상은 여기

1 바닥에 앉은 상태에서 엄지와 검지 발가락을 풀어준다

발의 엄지와 검지 발가락은 넓적다리 앞쪽까지 이어져 있어서(동양 의학의 관점) 발끝을
풀어주면 넓적다리 앞쪽이 잘 늘어난다.

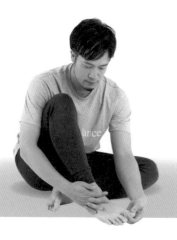

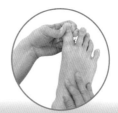

엄지와 검지로
발톱의 양옆을 풀어 준다

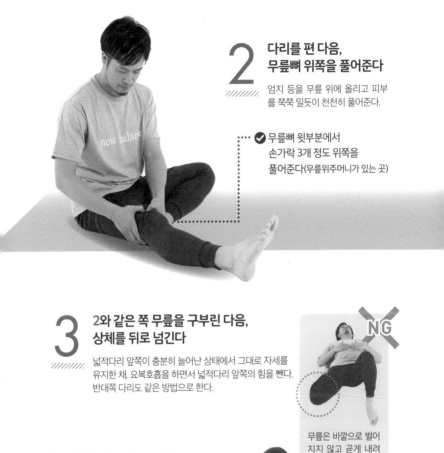

2 다리를 편 다음, 무릎뼈 위쪽을 풀어준다

엄지 등을 무릎 위에 올리고 피부를 쭉쭉 밀듯이 천천히 풀어준다.

✔ 무릎뼈 윗부분에서 손가락 3개 정도 위쪽을 풀어준다(무릎위주머니가 있는 곳)

3 2와 같은 쪽 무릎을 구부린 다음, 상체를 뒤로 넘긴다

넓적다리 앞쪽이 충분히 늘어난 상태에서 그대로 자세를 유지한 채, 요복호흡을 하면서 넓적다리 앞쪽의 힘을 뺀다. 반대쪽 다리도 같은 방법으로 한다.

NG

무릎은 바깥으로 벌어지지 않고 곧게 내려오게 한다.

✔ 허리가 뒤로 젖혀지지 않도록 반대쪽 다리를 살짝 세워 둔다

✔ 발등은 바닥에 붙인다

※ 3을 하고 나서 1, 2를 한 번 더 하고 다시 3을 해보세요.
그러면 전보다 상체를 더 깊고 편하게 뒤로 넘길 수 있을 것입니다.

하체 중에서도 가장 힘이 들어가기 쉬운 부위인 넙다리네갈래근(대퇴사두근)의 탄력을 촉진하는 스트레칭입니다. 이 근육은 골반부터 엉덩관절과 무릎에까지 걸쳐져 있으며, 정강이뼈와도 이어지는 큰 근육으로, 엉덩관절과 넓적다리 뒤쪽을 제대로 제어하지 못하면 곧바로 반응해버립니다.

이미 넙다리네갈래근이 굳어 버린 사람이 많을 텐데, 이런 경우에는 스트레칭을 무리하게 해도 탄력 감각이 길러지지 않습니다. 근육을 어느 정도 늘인 상태에서 요복호흡을 하면서 힘을 빼는 것이 중요하다는 점을 명심해야 합니다. 어느 정도 지속하고 나면 중간에 무릎을 한 번 폈다가 다시 넓적다리 앞쪽을 늘이는 것이 효과적입니다.

이 점을 확인하기

▶ 힘을 잘 뺄 수 있게 되면 허리에 들어간 힘도 조금씩 뺄 수 있게 된다

▶ 허리에 힘이 들어갔다고 느껴질 때는 등을 바닥에 붙이지 않고 팔꿈치로 지탱한다

가슴 비틀기

동영상은 여기

1 바닥을 보고 엎드린 다음, 가슴을 바닥에 붙인다

반드시 무릎 바로 위에 엉덩관절이 오게 자세를 유지한다. 엉덩이가 뒤로 빠지기 쉬우므로 주의할 것. 가슴을 바닥에 가져다 댈 때, 얼굴은 정면을 보고, 자세를 유지한 채, 심호흡을 하며 가슴과 등을 부풀린다.

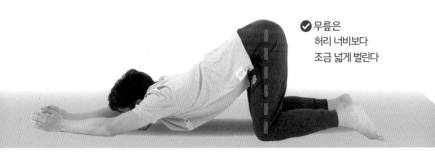

✔ 무릎은 허리 너비보다 조금 넓게 벌린다

✔ 무릎은 엉덩관절 바로 아래에 고정한다

2

////////

1의 자세에서 상체를 비틀어 가슴을 올린다

오른팔은 왼쪽 겨드랑이 아래를 지나 옆으로 뻗는다. 왼팔은 위로 똑바로 든다.

✅ 옆통수를 바닥에 대고 목은 편안하게 둔다

✅ 양쪽 무릎에 체중을 고르게 실어둔다

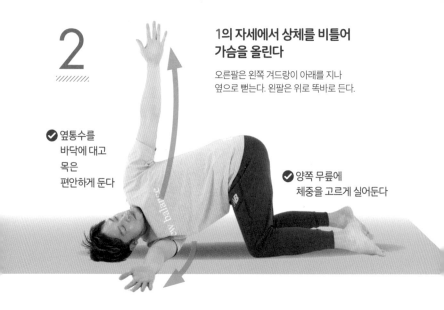

3

////////

가슴 중심에서 손바닥을 맞대어 누른다

팔을 내려 합장한 다음, 손을 서로 밀면서 심호흡한다(등과 가슴으로 호흡). 일련의 동작을 되감듯이 몸을 3 → 2 → 1의 순서대로 원래 위치에 돌려놓은 다음, 반대쪽도 같은 방법으로 한다.

✅ 어깨에는 힘을 주지 말고, 양손을 꾹 누른다.

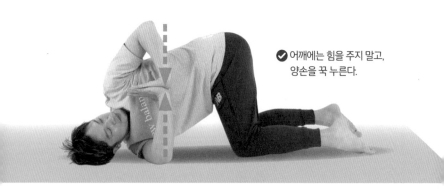

흉추나 가슴뼈의 움직임은 수행 능력이나 자세에 큰 영향을 끼칩니다. 예를 들어, 가슴을 충분히 젖히지 않으면 어깨뼈의 움직임에 제약이 생기고, 어깨나 팔꿈치 그리고 허리나 목의 문제로 이어질 수도 있습니다. 가슴 비틀기는 이 부위를 모두 조합해 움직임을 개선히기 위한 스트레칭입니다. 스트레스가 쌓이고 복부가 뭉치면 흉추가 점점 구부러져서 뒤로 젖히기 힘들어지므로 이 스트레칭을 꾸준히 하시기 바랍니다.

이 점을 확인하기

▶ 힘을 잘 뺄 수 있게 되면 아래쪽 팔에 가해지는 압력이 줄어들고, 1에서 가슴을 젖히기 쉬워진다

---

1 단계

몸통 앞쪽의 탄력 감각을 습득

어깨뼈의 내전

동영상은 여기

1 무릎을 세운 채로 앉은 다음, 양손을 뒤에 놓는다

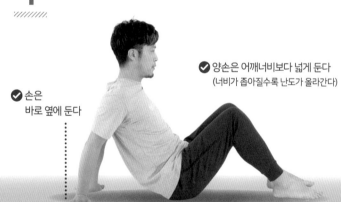

✔ 양손은 어깨너비보다 넓게 둔다
(너비가 좁아질수록 난도가 올라간다)

✔ 손은
바로 옆에 둔다

2 1의 상태에서 양 팔꿈치를 모은다

손으로 바닥을 꾹 누르면서 양 팔꿈치를 모은다. 팔꿈치가 완전히 닿는 것을 목표로 삼고, 어깨뼈 주변의 힘을 반복적으로 빼면서 양 팔꿈치를 모은다.

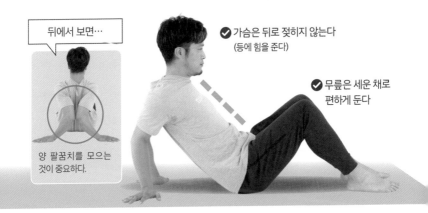

뒤에서 보면…

양 팔꿈치를 모으는 것이 중요하다.

✅ 가슴은 뒤로 젖히지 않는다
(등에 힘을 준다)

✅ 무릎은 세운 채로 편하게 둔다

3 2의 자세를 유지한 채로, 고개를 위아래로 올렸다 내리기를 반복한다

반동을 사용하지 않고 천천히 부드럽게 고개를 움직이며, 팔꿈치는 계속 모으고 있는다. 힘이 들어가면 어깨가 위로 올라가기 쉬우므로 어깨를 내린 상태를 유지한다.

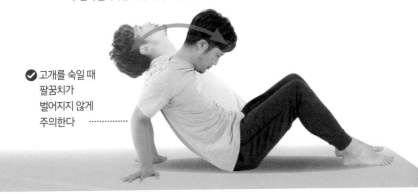

✅ 고개를 숙일 때 팔꿈치가 벌어지지 않게 주의한다 ·············

어깨뼈의 내전이란 어깨뼈가 척추 쪽으로 돌아가는 움직임으로, 공을 던지거나 라켓을 휘두를 때처럼 주로 팔을 부드러우면서도 힘차게 휘두를 때 중요합니다.

어깨뼈의 내전을 향상하려면 몸통이 뒤로 젖혀지지 않게 잘 고정하면서도, 어깨뼈 주변의 힘을 빼는 식으로 힘을 주어야 하는 부위와 빼야 하는 부위를 잘 구분해야 합니다(분리 운동). 이 트레이닝에서는 머리를 위아래로 움직이다 보니 오히려 가슴이 더 잘 젖혀집니다. 가슴이 젖혀지지 않도록 복압·명치를 잘 작용시켜서 몸통을 고정하세요.

이 점을 확인하기

▶ 힘을 잘 뺄 수 있으면 어깨가 귀보다 뒤로 이동해 나가는 감각이 생긴다

▶ 좌우 어깨뼈 사이에 힘이 들어가기 쉬우므로 주의한다

속도가 빠른 선수는
반드시 '이 근육'이 발달해 있다

'각력(脚力)'이라는 말이 있듯이 속도를 낼 때 다리의 근력은 매우 중요한 역할을 합니다. 하지만 실제로는 각력이 좋아질수록 움직일 때 속도를 내지 못하게 된다는 사실을 알고 계십니까?

다리 근육에는 자동차의 액셀러레이터와 브레이크처럼, 속도를 내는 데에 도움이 되는 근육(액셀러레이터 근육)과 감속 역할을 하는 근육(브레이크 근육)이 있습니다. 대강 분류하자면 넓적다리 뒤쪽(햄스트링)과 넓적다리 안쪽(모음근)은 액셀러레이터 근육에 속하고, 넓적다리 앞쪽(넙다리네갈래근)과 바깥쪽(중간볼기근)은 브레이크 근육에 해당합니다(넓적다리 바깥쪽과 안쪽은 직접 작용하지는 않으며, 근육의 연결 상 분류한 것입니다).

속도가 빠른 선수는 반드시 이 액셀러레이터 근육이 크게 발달해 있습니다. 그중에서도 특히 중요한 것이 넓적다리 뒤쪽 근육, 그중에서도 '윗부분 절반'이 중요합니다.

넓적다리 뒤쪽 근육인 햄스트링은 윗부분과 아랫부분의 역할이 다릅니다. 위쪽 절반은 다리 전체를 뒤쪽으로 움직이는 힘을, 아래쪽 절반은 무릎을 구부리는 힘을 발휘합니다. 그러므로 달릴 때 지면에 힘을 전달해 추진력을 얻기 위해서는 위쪽 절반이 작용하는 다리의 연결 부위(엉덩관절)부터 움직이는 편이 효율도 좋고, 속도를 내기 쉬운 것입니다.

계단을 오를 때
넓적다리 앞쪽이 피로해지는 사람은
주의가 필요하다

그렇다면 액셀러레이터 근육만 열심히 단련하면 반드시 속도가 빨라질까요. 그리 간단한 문제가 아닙니다. 일반적으로 액셀러레이터의 작용을 막으려는 브레이크 근육이 작용하기 때문입니다. 대표적인 브레이크 근육이 넙다리네갈래근입니다. 언덕길을 내려갈 때, 무릎이 쑤셔 오는 감각의 정체이지요.

속도를 잘 내지 못하는 사람은 달릴 때 이 넓적다리 앞쪽 근육이 작용해 버리므로 무의식적으로 브레이크를 밟으면서 달리고 있을 가능성이 큽니다. 여기에는 상체의 각도나 엉덩관절 상태 같은 다양한 요인이 얽혀 있겠지만, 만약 여러분이 계단을 오를 때 넓적다리 앞쪽이 피로해진다면 주의가 필요합니다. 이런 분들은 넓적다리 앞쪽 근육을 자주 사용하는 습관이 있기 때문입니다.

브레이크 근육을 억제하고, 액셀러레이터 근육이 작용하기 쉬운 패턴을 익히려면 0 단계에서 소개했듯이 넓적다리 뒤쪽에 자극을 가하는 방법(117쪽 참조)이 도움이 될 것입니다. 이 방법은 그대로 액셀러레이터 근육을 자극합니다. 빠르게 달리기 전이나 틈날 때 한번 해보시기 바랍니다.

제 4 장

'탈력 트레이닝'의 핵심을 알다
<발전편>

몸 흔들기 계열
탈력 트레이닝의 진정한 목적

제3장에서 소개한 0단계 트레이닝은 어떠셨습니까. 안정되고, 힘을 주어야 하는 몸통 부위의 작용이 향상되었으며, 탈력 감각을 감지할 수 있게 되었다고 느끼셨나요? 그렇다면 이제 2단계 '몸 흔들기 계열', 3단계 '낙하 계열' 트레이닝을 진행해봅시다.

물론 아직 1단계까지 충분히 훈련하지 못했다고 해도 3단계까지 한번 시도해보는 것도 괜찮습니다. 단, 조건이 있습니다. **3단계까지 모두 진행해본 뒤, 다음번에는 반드시 잘되지 않았던 부분보다 '한 단계 전'부터 다시 시작하세요.** 1단계가 제대로 되지 않았을 때는 0단계부터 다시 하는 것입니다.

탈력의 세 단계에서 설명했다시피 탈력 스킬은 각 단계가 서로 영향을 끼칩니다. '하지 못하는 부분'이 있을 때, 대부분 그 원인은 그 이전 단계에 있는 경우가 많습니다.

2단계 몸 흔들기 계열 트레이닝에서는 무엇보다 리듬을 중요하게 생각하시기 바랍니다. 몸을 크게 혹은 빠르게 흔들려고 하다가 몸에 힘이 들어가 버리면 본말이 전도되는 격입니다. 그러니 처음에는 천천히, 작게 흔들어도 괜찮으니 일정한 리듬에 맞추어 몸을 계속 흔드는 것에 신경 쓰시길 바랍니다. 힘을 잘 빼는 감각을 익히고 난 후에 속도나 흔들리는 폭을 서서히 증가시키면 됩니다.

간혹 근육을 흔든다는 느낌보다 뼈를 흔든다는 느낌으로 해야 집중이 더 잘되는 사람도 있을 수 있습니다. 그럴 때는 어느 쪽이든 상관없으니 자신이 하기 편한 쪽으로 하시면 됩니다.

가능하면 두 가지 방법으로 모두 하는 편이 효과적입니다. 근육을 의식할 때와 뼈를 의식할 때 몸의 흔들림이 어떻게 차이 나는지를 파악해보는 것도 탈력 스킬을 향상하는 데에 효과적입니다.

'복사뼈 라인'을 기준으로 서서 체중을 지탱한다

2, 3단계 트레이닝에서 기억해야 할 중요한 포인트가 있습니다. 바로 서 있을 때 '복사뼈 라인'을 기준으로 체중을 지탱하는 것입니다.

복사뼈 라인이란 안쪽 복사뼈와 바깥쪽 복사뼈를 연결한 선을 말합니다. 복사뼈 라인에 맞추어 서면 중심선이 뼈의 라인과 일치하므로, 근육을 지탱할 필요성이 줄어들어 몸에 힘이 들어가는 일이 잘 생기지 않게 됩니다. 이렇게 설 수 있도록 **체중을 발꿈치에 조금 가깝게 실어 머리의 무게를 복사뼈 라인에서 느낄 수 있게 하면서도, 몸을 가볍게 흔들 수 있는 감각을 찾아보세요.**

만약 가볍게 흔드는 감각을 찾기가 어려울 때는 세 살 아이의 걸음걸이를 떠올려보시기 바랍니다. 어린아이가 불안정하게 뒤뚱뒤뚱 걷는 모습은 어른인 우리가 보기에 매우 걱정스러워 보이지만, 사실 이렇게 서거나 걷는 방법이 오히려 몸에 힘이 들어가지 않는답니다. 어린아이는 힘을 써서 균형을 잡으려고 하지 않고, '몸을 가볍게 흔드는 감각'을 이용해 균형을 잡기 때문에 몸에 힘을 줄 필요가 없습니다(오히려 어른은 비틀거리지 않으려고 발끝에 힘을 주다 보니 몸에 점점 더 힘이 들어가버립니다).

트레이닝 초기에는 실감하기 어려울 수도 있지만, 이렇게 서는 방법은 탄력 스킬을 향상하는 데에 있어 매우 중요하므로 최대한 의식해서 이 방법으로 서기 바랍니다.

그럼 이제 2단계를 시작해볼까요.

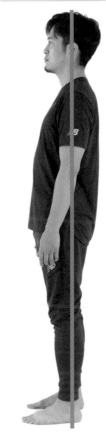

복사뼈 라인에 맞추어 서는 법

복사뼈 라인에 맞추어 서면 중심선이 척추, 넙다리뼈(대퇴골), 정강이뼈(경골)와 일치한다. 그러면 근육으로 무게를 지탱할 필요성이 줄어들어 몸에 힘을 주는 일이 잘 생기지 않게 된다.

1 엎드려 누운 다음, 주먹 위에 이마를 올린다

주먹·팔꿈치·배가 지점이 되어 몸을 안정시키므로 몸을 흔들기 쉬워진다. 양손이 더 편하다면 두 손바닥을 겹치고 그 위에 이마를 올려도 된다.

✔ 발끝은 세우지 않는다

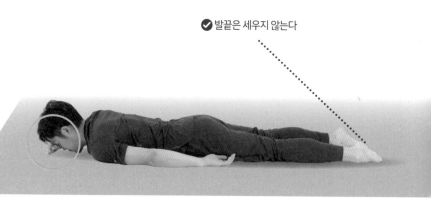

척추를 흔들려고 할 때는 기본적으로 몸을 '옆으로 흔들려고' 할 것입니다. 이렇게 몸을 옆으로 흔들 때는 척추 측면에 붙어 있는 큰허리근(대요근)을 주로 사용합니다.

간단해 보이지만 몸통의 큰 근육군이나 척추 주변에 깊이 자리한 근육군의 힘을 적절히 뺄 수 있는 동작으로, 큰허리근에 힘을 주거나 빼는 것을 잘하지 못하면 척추를 제대로 흔들 수 없습니다. 큰허

2 척추를 천천히, 살짝 흔든다

이 트레이닝의 목표는 척추, 즉 상체인데, 처음에는 힘을 주지 않고 흔들 수만 있으면 된다. 다리부터 흔들기 시작해 차츰 척추까지 흔드는 방법도 효과적이다.

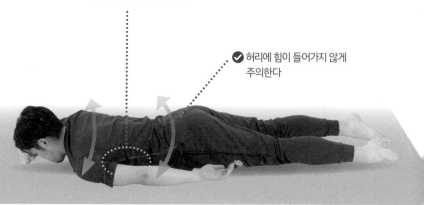

✔ 명치를 이용해
척추를 좌우로 흔드는 감각

✔ 허리에 힘이 들어가지 않게
주의한다

리근은 상체와 하체에 힘을 전달하는 등 매우 중요한 역할을 담당하는 근육이므로, 서두르지 말고 차분히 해보시기 바랍니다.

이 점을 확인하기

▶ 잘 흔들 수 있게 되면 척추 전체가 연결되어 물결이 치는 듯한 감각을 느낀다

▶ 등이 아니라 명치에 힘을 살짝 주어 흔든다

1 양반다리로 앉아 명치를 누른다

손가락이 살짝 가라앉는 느낌이 나도록 등의 힘을 뺀다. 양반다리를 하기 어려울 때는 의자에 앉은 상태에서 해도 된다.

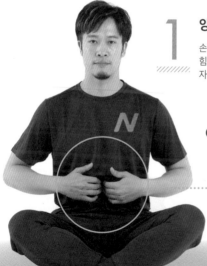

✔ 손의 형태는 114쪽 참조

✔ 양쪽 궁둥뼈(좌골)에 무게를 고르게 싣는다

바닥에 눕지 않고 상체를 세우고 있어서 척추 주변에 힘이 조금 들어가기 쉬운 자세입니다. 명치를 눌러서 큰허리근이 작용하기 쉬운 상태를 만들어 궁둥뼈를 흔드는 감각을 유도합니다. 엉덩이 주변의 힘을 빼고, 궁둥뼈에 실리는 체중의 미세한 변화를 감지하세요.

2 1의 상태에서 척추를 천천히 살짝 좌우로 흔든다

명치에 힘이 들어가지 않도록 손가락으로 확인하면서 척추를 천천히 살짝 좌우로 흔든다.

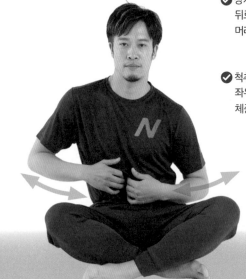

✔ 상체를 앞으로 기울이거나 뒤로 젖히지 않고, 머리의 무게를 궁둥뼈에 싣는다

✔ 척추를 흔들 때는 좌우 궁둥뼈에 번갈아 가며 체중을 이동시킨다

움직이는 와중에도 양쪽 궁둥뼈에 체중이 고르게 이동하므로 자세가 안정되어 척추 주변의 힘을 더 잘 뺄 수 있습니다.

이 점을 확인하기

▶ 궁둥뼈에 실리는 체중의 미세한 변화를 감지한다

▶ 명치에 손가락이 들어간 상태를 유지한다

---

1 바닥에 엎드린 채로 가슴을 젖힌다

가슴을 늘일 때, 엉덩이가 뒤로 빠지면 가슴이 잘 펴지지 않으므로 주의한다. 가슴을 쭉 펴고, 얼굴은 정면을 향해야 가슴이 잘 늘어난다.

✓ 다리는 허리보다 조금 넓게 벌린다

✓ 무릎은 엉덩관절 바로 아래에 오게 고정한다

✓ 손은 엄지가 위로 오게 머리 위쪽에 놓는다

✓ 발가락은 세우지 않는다

척추를 흔드는 세 가지 방법 중에서도 가장 힘이 들어가기 쉬운 것이 바로 '가슴을 뒤로 젖히는 자세'입니다.

가슴을 젖히는 동작은 애초에 등에 힘이 들어가기 쉽습니다. 하지만 다양한 스포츠 종목에서 공통적으로 쓰이는 매우 중요한 동작으로, 가슴을 젖히면서 힘을 빼는 스킬이 반드시 필요합니다.

2 척추를 천천히 살살 흔든다

엉덩이를 흔드는 것이 아니라, 명치를 좌우로 흔드는 느낌이다. 크게 흔들려고 하지 말고, 천천히 살살 흔드는 것이 포인트다.

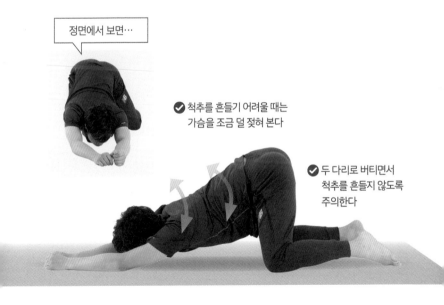

정면에서 보면…

✔ 척추를 흔들기 어려울 때는
가슴을 조금 덜 젖혀 본다

✔ 두 다리로 버티면서
척추를 흔들지 않도록
주의한다

가슴을 젖힌 상태에서 한번 힘을 뺀 다음, 처음에는 천천히 살살 흔들어보세요. 힘이 들어가지 않으면 그때부터 서서히 좀 더 크고 빠르게 흔들면 됩니다. 힘이 잘 빠지지 않을 때는 1단계의 가슴 비틀기(135쪽 참조)를 병행해보세요.

이 점을 확인하기

▶ 가슴을 젖히는 느낌이 아니라, 척추를 늘어뜨리는 느낌으로 해야 한다

▶ 잘 흔들 수 있게 되면 가슴과 어깨가 점점 바닥에 가까워진다

2 단계

어깨뼈 외전 흔들기

동영상은 여기

풀아웃 트레이닝

1 겨드랑이 아래로 손을 넣어 어깨뼈를 만진다

손을 최대한 뒤로 뻗어 손바닥으로 어깨뼈를 만진다. 손바닥이 닿지 않을 때는 손끝이 어깨뼈를 닿기만 해도 된다.

옆에서 보면…

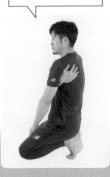

✔ 겨드랑이 사이로 넣은 팔 위에 반대쪽 팔을 올린다

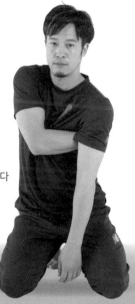

어깨뼈의 외전이란 어깨뼈가 척추에서 멀어지는 움직임을 말합니다. 어깨뼈 사이에 있는 근육은 평소에 힘이 들어가기 쉬운데, 이 근육의 힘을 빼서 어깨뼈의 움직임을 원활하게 하는 것이 이 트레이닝의 목적입니다.

2 몸을 흔들면서 어깨뼈를 끌어낸다

몸통을 살짝 옆으로 기울인 다음, 그대로 흔든다. 진동을 이용해 어깨뼈를 앞쪽으로 끌어낸다. 몸통을 반대쪽으로 기울인 다음, 같은 방법으로 한다. 반대쪽 어깨뼈도 같은 방법으로 한다.

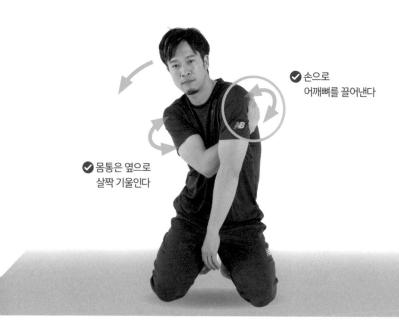

✔ 손으로 어깨뼈를 끌어낸다

✔ 몸통은 옆으로 살짝 기울인다

2에서는 몸을 흔들 때, 몸을 조금 옆으로 기울인 채로 합니다. 어깨뼈에는 여러 근육이 다양한 각도로 붙어 있는데, 이렇게 몸을 기울인 채로 흔들면 근육들이 저마다 각도에 맞추어 늘어날 수 있습니다. 가슴을 비틀어 손으로 만지려는 어깨뼈가 있는 어깨를 조금 앞으로 내민 후에 흔들면 더 효과적입니다. 어깨뼈에 손이 닿지 않을 때는 어깨 위에 손을 얹고 누르는 식으로 해도 됩니다.

이 점을 확인하기

▶ 잘 흔들 수 있게 되면 어깨가 점점 앞으로 쏠리는 느낌이 든다

▶ 어깨가 가뿐해지면 트레이닝이 잘되고 있는 것이다

어깨뼈 주변에 힘을 주거나 빼기

어깨뼈 내전 흔들기

슬라이드인 트레이닝

동영상은 여기

1

선 자세에서
손목을 가볍게 잡는다

어느 쪽 손을 잡든 상관없다.

✔ 가슴을 쭉 펴지 않는다

✔ 복사뼈 라인에 맞추어
몸을 지탱한다

2 팔꿈치를 살짝 모은 상태에서 어깨뼈를 흔든다

힘을 주지 않고 어깨뼈를 흔들면 어깨뼈가 차츰 가까워진다. 흔드는 방법은 모두 세 가지가 있으며, 자세한 움직임은 동영상으로 확인할 수 있다.

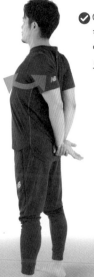

✅ 어깨뼈를
힘을 주어
안쪽으로
모으지 않는다

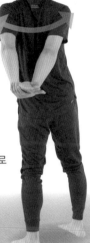

✅ 그런 다음
어깨뼈를
천천히 좌우로
흔든다

변형된 동작

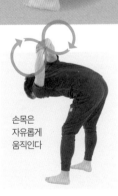

손목은
자유롭게
움직인다

✅ 마지막으로 상체를 앞으로 숙인 채,
어깨뼈를 천천히 좌우로 흔든다

팔을 빠른 속도로 휘두를 때는 어깨뼈 주변에서 신장 반사(52쪽 참조)가 일어날 수밖에 없습니다. 이를 일으키는 요인은 어깨뼈가 척추에 급격히 가까워지는 움직임인 내전입니다.

하지만 어깨뼈를 내전하려고 할 때 대부분은 등에 힘이 들어가 버리므로 등과 어깨뼈 주변의 힘을 뺀 상태에서 팔의 무게를 이용해 내전하는 동작을 실시합니다. 이렇게 훈련하면 신장 반사에 적절한 상태를 습득할 수 있습니다.

이 점을 확인하기

▶ 명치의 힘을 이용해 팔을 흔드는 느낌이다

▶ 잘 흔들게 되면 겨드랑이 부근이 살짝 스트레칭되는 느낌이 난다

1 양손을 뒤로 짚고 앉아서 무릎을 세운다

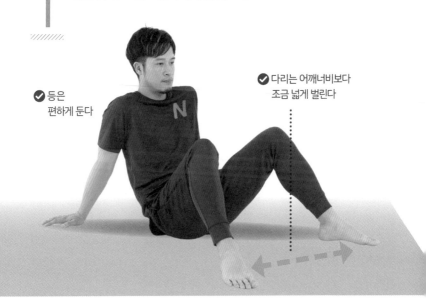

✅ 등은
편하게 둔다

✅ 다리는 어깨너비보다
조금 넓게 벌린다

엉덩관절 주변 근육은 신체를 지탱하는 토대가 되므로 잘 뭉치기도 하고, 동작을 할 때 힘이 절로 들어가 힘을 빼기 쉽지 않다는 특징이 있습니다.

이 트레이닝은 앉은 자세로 하므로 엉덩관절이 이처럼 신체를 지탱하는 역할에서 해방되며, 이 상태에서 엉덩관절을 흔들어 힘을 잘

2 다리를 안쪽 ←→ 바깥쪽으로 흔든다

한쪽 다리씩 실시한다. 상체는 움직이지 않고, 엉덩관절부터 움직이는 것이 핵심이다. 엉덩관절 주변에 힘이 들어갈 때는 흔드는 속도를 늦춘다.

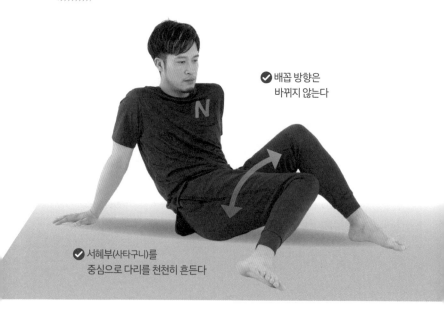

✔ 배꼽 방향은 바뀌지 않는다

✔ 서혜부(사타구니)를 중심으로 다리를 천천히 흔든다

빼게 하려는 목적이 있습니다.

빠르게 흔들려고 하다 보면 힘이 들어가기 쉬우므로 처음에는 천천히 크게 흔드는 것이 포인트입니다.

이 점을 확인하기

▶ 무릎을 안쪽으로 쓰러뜨릴 때, 넓적다리에 힘이 들어가기 쉬우므로 주의한다

▶ 잘 흔들 수 있게 되면 무릎이 점점 바닥에 가까워진다

1

한쪽 다리를 펴고 다리를 흔든다

발목을 기점으로 삼지 않고, 엉덩관절(서혜부)에서 다리를 흔든다

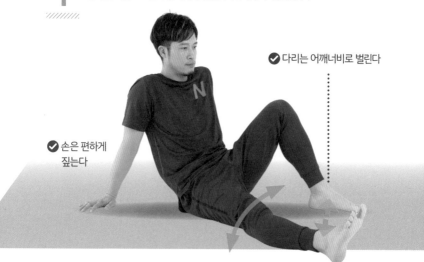

✔ 다리는 어깨너비로 벌린다

✔ 손은 편하게
짚는다

엉덩관절에는 표층부터 심층까지 수많은 근육이 붙어 있어서 다양한 각도로 흔드는 것이 중요합니다. 이 트레이닝에서 다리 너비에 변화를 주어 다양한 각도에서 접근합니다.

이 트레이닝의 핵심은 손바닥으로 큰돌기(엉덩관절 바깥쪽의 돌출된 부분)를 만지는 것입니다. 엉덩관절 그 자체는 서혜부의 꽤 깊은 곳에 있어 원래 움직임을 감지하거나 힘을 빼기가 쉽지 않은 부위지

2 다리 너비를 더 벌리고, 1과 같은 방법으로 다리를 흔든다

다리 너비를 벌리면 1과 다른 부위의 근육에 접근할 수 있다.

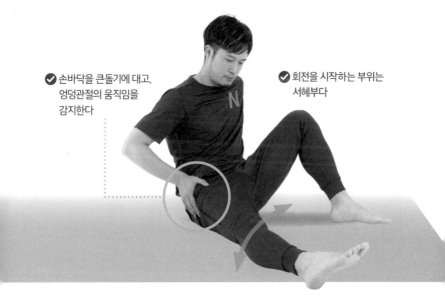

✔ 손바닥을 큰돌기에 대고, 엉덩관절의 움직임을 감지한다

✔ 회전을 시작하는 부위는 서혜부다

만, 큰돌기는 엉덩관절과 연동해서 크게 움직입니다. 그래서 큰돌기가 엉덩관절의 움직임을 알려 주는 센서 역할을 하는 덕분에, 엉덩관절의 탈력 스킬을 더 효율적으로 향상할 수 있습니다.

이 점을 확인하기

▶ 다리를 비트는 움직임이 빠르면 큰돌기가 센서 역할을 하지 못하므로 천천히 움직인다

▶ 잘 흔들 수 있게 되면 서혜부 안쪽에 위치한 엉덩관절의 움직임을 감지할 수 있게 된다

엉덩관절 주변에 힘을 주거나 빼기

엉덩관절 회전 흔들기 ③

엎드리는 자세

동영상은 여기

1
///////.

바닥에 엎드린 다음,
한쪽 무릎을 올린다

다리는 어깨너비로 벌린다. 다리를 곧게 뻗고, 발끝은 세우지 않는다.

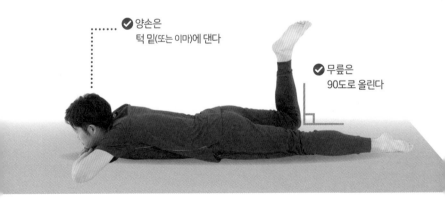

✔ 양손은
턱 밑(또는 이마)에 댄다

✔ 무릎은
90도로 올린다

엉덩관절은 다양한 움직임을 할 수 있는 관절이므로 여러 패턴을 사용해 탈력을 촉진할 필요가 있습니다. 엎드린 상태에서 엉덩관절을 회전하면 복압을 이용하기가 쉬워지고, 다리를 움직일 때 허리나 상체에 힘이 들어가는 것을 막을 수 있습니다. 또 엉덩관절을 안쪽으로도 바깥쪽으로도 더 크게 돌릴 수 있는 자세이기도 해서 엉덩관절 주변 깊은 곳에 위치한 근육의 힘마저도 뺄 수 있습니다.

2 무릎 아래쪽을 천천히 좌우로 흔든다

움직임이 빠르면 다리나 허리에
힘이 들어가기 쉬우므로 천천히 흔든다.

✅ 허리에 힘이 들어가지 않게 주의한다

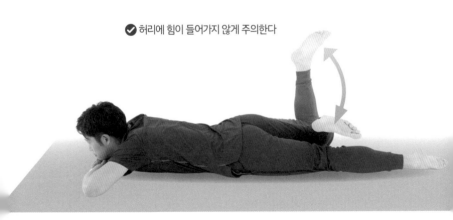

다만, 이 동작을 할 때는 골반이 함께 움직이기 쉬우므로 골반이 움직이지 않게 주의하세요. 또 골반을 고정하려다 보면 허리에 힘이 들어가므로 요복호흡을 이용해 복압을 향상해 힘을 주지 않고 골반을 고정합니다.

이 점을 확인하기

▶ 허리에 힘이 들어가거나 허리가 비뚤어지는 느낌이 나면 복압이 부족한 것이다

▶ 잘 흔들 수 있게 되면 엉덩관절의 움직임을 확실하게 느낄 수 있게 된다

드디어 '탈력 트레이닝'의
최종 단계

이 책에 소개한 탈력 트레이닝의 최종 단계인 3단계는 '낙하', 즉 떨어뜨리는 움직임입니다. 이때 **낙하시키는 것은 팔이 될 수도 있고, 다리가 될 수도 있고, 온몸이 될 수도 있습니다.** 제2장에서 이야기한 것처럼, 몸에 힘을 주지 않고도 뛰어난 수행 능력을 발휘하는 선수들, 즉 탈력 스킬이 뛰어난 선수들은 이런 낙하를 이용합니다.

수행 능력에 낙하를 자유자재로 이용하려면 지금보다 더 짧은 시간 안에 급격하게 힘을 뺄 수 있어야 합니다. 힘을 급격히 빼지 못하면 낙하가 일어나지 않고, 팔이나 다리가 부자연스럽게 내려올 뿐이기 때문입니다. 그래서는 낙하의 장점을 얻을 수 없습니다.

원래는 힘을 빼면 낙하가 일어나야 합니다. 하지만 중력에 몸을 맡긴 채로 낙하할 만큼 단숨에 깊이 힘을 빼는 일은 생각만큼 쉽지 않아, 낙하를 자연스레 일으키지 못하는 경우가 대부분입니다. 특히 온몸을 낙하시키는 움직임은 공포심과도 맞물려 있어 좀처럼 긴장을 풀지 못합니다.

그래서 3단계에서는 이러한 **낙하의 감각을 익히면서 탈력 속도와 깊이를 향상하도록** 최대한 간단한 동작들로 트레이닝을 구성해봤습니다. 간단해 보이는 동작들이지만, 프로 선수들조차 단번에 감각을 포착하기가 쉽지 않으므로 마음을 단단히 먹고 도전해보시기 바랍니다.

그럼 이제 시작하겠습니다.

어깨 낙하 ①

어깨 떨어뜨리기

동영상은 여기

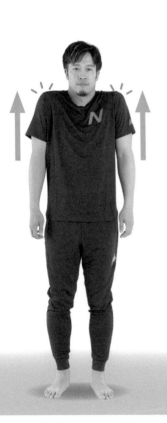

1 최소한의 힘으로 어깨를 들어 올린다

어깨에만 힘을 주고, 등이나 허리에는 힘을 주지 않는다. 복사뼈 라인으로 체중을 지탱할 것.

✔ 등이나 허리에 힘이 들어가지 않게 주의한다

이 트레이닝의 목표는 이른바 어깨 뭉침을 해결하는 것입니다. 이 부위에 힘이 들어가면 어깨가 내내 올라가서 예를 들어, 달릴 때도 팔의 힘을 이용하지 못하는 등 신체 균형이나 힘의 전달 측면에서 움직임이 매우 나빠집니다.

2 힘을 단번에 빼서 어깨를 떨어뜨린다

숨을 내뱉으면서 단숨에 힘을 뺀다.

✔ 팔은 편하게 늘어뜨린다

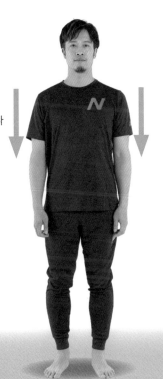

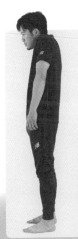

NG

머리가 앞으로 쏠리기 쉬우므로 주의한다. 정수리·귀·어깨·바깥쪽 복사뼈가 일직선을 이루도록 자세를 유지한다.

어깨에 들어간 힘을 잘 빼고, 팔에서 낙하를 잘 이용할 수 있게 되려면 먼저 팔의 연결 부위인 어깨의 낙하 감각을 감지하는 것이 중요합니다. 이 트레이닝에서는 그러한 감각을 쉽게 감지할 수 있도록 일부러 어깨를 들어 올렸다가 떨어뜨리도록 설정했습니다.

이 점을 확인하기

▶ 잘 떨어뜨릴 수 있게 되면 낙하의 충격이 복사뼈 라인에 전해진다

▶ 어깨를 떨어뜨린 후에도 여전히 어깨에 힘이 들어간 느낌이 난다면 힘을 충분히 빼지 않은 것이다

어깨뼈 주변의 급격한 탈력

어깨 낙하 ②

팔꿈치 떨어뜨리기

동영상은 여기

1

///////

손가락을 어깨에 댄다

복사뼈 라인에 맞추어 설 것.

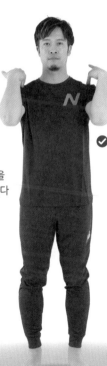

☑ 팔꿈치는
정면을 향한다

☑ 가슴을 뒤로 젖히지 않는다. 가슴을
젖히면 어깨뼈가 움직여지지 않는다

POINT

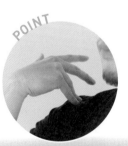

손등이 안쪽을 향하도록
약지와 소지를 어깨에 댄다.

이 트레이닝의 목적은 '어깨 떨어뜨리기(174쪽 참조)'와 같지만, 팔꿈치와 손의 움직임이 더해지므로 조금 더 어려워집니다. 먼저 '팔꿈치를 떨어뜨리는 동작'을 차근차근 익혀봅시다.

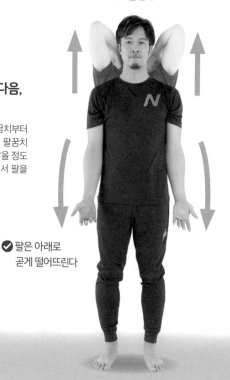

2

양 팔꿈치를 올린 다음, 팔을 떨어뜨린다

팔꿈치부터 올렸다가 팔꿈치부터 내린다는 느낌으로 한다. 팔꿈치가 떨어질 때 귀에 거의 닿을 정도여야 한다. 숨을 내뱉으면서 팔을 떨어뜨린다.

✅ 어깨가 내려간다는 느낌이 들 정도로 팔꿈치를 높이 올린다

✅ 팔은 아래로 곧게 떨어뜨린다

이때 가슴은 움직이지 않아야 합니다. 팔을 힘껏 떨어뜨리면 몸통이 함께 흔들릴 때가 있습니다. 그러므로 요복호흡으로 몸통을 안정시킨 다음, 어깨와 팔만 움직이는 것이 포인트입니다. 어깨를 떨어뜨리는 것과 몸통을 고정하는 움직임을 분리시킴으로써 어깨뼈가 관여하는 수행 능력의 질을 향상할 수 있습니다. 팔을 떨어뜨릴 때 '어깨와 연결된 부분부터' 떨어뜨린다는 느낌을 얻기 위한 매우 중요한 트레이닝입니다.

이 점을 확인하기

▶ 잘 떨어뜨릴 수 있게 되면 손이 제멋대로 가속하는 느낌을 받는다

---

1 팔을 수직으로 올린다

손바닥 방향에 주의한다. 손바닥이 얼굴을 향해야 한다.

✅ 손바닥이
  얼굴을
  향하게 한다

✅ 요복호흡으로
  복압을 올려 놓는다

어깨를 떨어뜨리는 열쇠가 어깨뼈에 있다면 팔을 떨어뜨리는 열쇠는 팔꿈치에 있습니다. 팔의 낙하에서는 팔꿈치 주변 근육의 힘을 급격히 뺄 수 있느냐 없느냐가 낙하의 질에 영향을 끼칩니다. 이 트레이닝의 핵심은 팔을 곧게 뻗은 상태에서 얼마나 급격히, 자연스럽게 팔꿈치 주변의 힘을 빼서 떨어뜨릴 수 있느냐입니다.

2 어깨와 팔꿈치의 힘을 급격히 빼서 팔을 떨어뜨린다

숨을 내뱉으면서 팔을 떨어뜨린다. 반드시 팔꿈치부터 떨어지기 시작해 팔꿈치, 손바닥의 순서대로 착지해야 한다. 다른 팔도 같은 방법으로 한다.

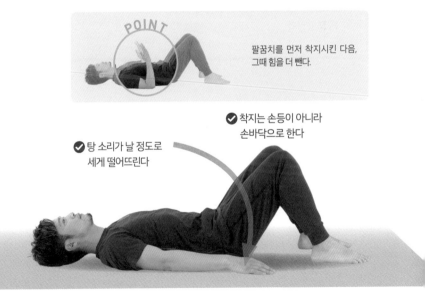

POINT

팔꿈치를 먼저 착지시킨 다음,
그때 힘을 더 뺀다.

✔ 착지는 손등이 아니라
손바닥으로 한다

✔ 탕 소리가 날 정도로
세게 떨어뜨린다

팔꿈치의 힘을 뺐을 때, 낙하가 잘 일어날 수 있도록 손바닥이 반드시 얼굴 쪽을 향하게 합니다. 그 상태에서 팔을 떨어뜨려도 낙하하는 도중에 손이 알아서 뒤집혀서 착지하는 순간에 손바닥이 지면에 닿으면 훈련이 잘된 것입니다.

이 점을 확인하기

▶ 잘 떨어뜨릴 수 있게 되면 손의 방향이 알아서 바뀌는 감각이 기분 좋다

▶ 잘 떨어뜨릴 수 있게 되면 힘을 주지 않아도 손바닥이 바닥을 꽤 세게 두드린다

---

1 양반다리를 하고 앉아 등을 곧게 편다

손을 다리 위에 내려놓으면서 가슴을 펴고 숨을 들이마신다.

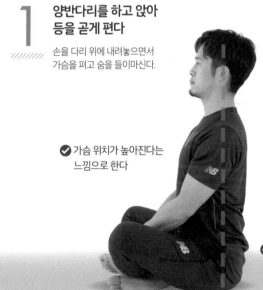

✔ 가슴 위치가 높아진다는 느낌으로 한다

✔ 양쪽 궁둥뼈(좌골)에 머리 무게를 고르게 싣는다

2

명치를 단숨에
뒤로 빼서 떨어뜨린다

숨을 내뱉으면서 척추를 뒤쪽으로
무너뜨린다는 느낌으로 힘을 뺀다.

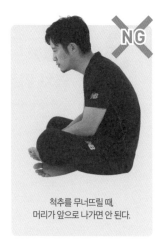

척추를 무너뜨릴 때,
머리가 앞으로 나가면 안 된다.

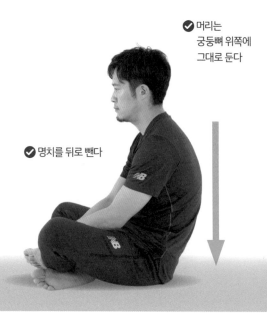

✔ 머리는
궁둥뼈 위쪽에
그대로 둔다

✔ 명치를 뒤로 뺀다

척추의 힘을 급격히 빼며 일으키는 낙하는 특히 낙하를 이용해 가속할 때 중요합니다. 이러한 움직임을 하려면 먼저 등근육의 힘을 빼야 합니다. 등근육은 혹사를 당하느라 늘 힘이 들어가 있어 갑자기 힘을 빼기가 어려운 경우가 많으므로, 먼저 앉은 상태에서 조금씩 척추의 힘을 빼는 감각을 익혀봅시다.

척추의 힘을 뺄 때, 그 중심은 명치에 있습니다. 명치는 힘을 주어야 하는 부위인 동시에, 단숨에 힘을 빼서 낙하에 크게 영향을 끼치는 부위이기도 합니다.

이 점을 확인하기

▶ 낙하의 충격은 양쪽 궁둥뼈가 고르게 받는다

▶ 잘 떨어뜨릴 수 있게 되면 머리가 곧장 아래로 떨어지는 듯한 느낌이 난다

다리 낙하 ①

동영상은 여기

안정된 자세

1

**바닥에 누운 다음,
무릎을 세운다**

✅ 다리는
어깨너비만큼
벌린다

다리는 체중을 지탱하기 위해 늘 힘이 들어가 있는 경우가 많은 부위입니다. 특히 스포츠에서는 파워형 트레이닝의 영향도 있어서 다리에 탈력 스킬을 기르기가 상당히 어렵습니다.

이 트레이닝에서는 다리의 힘을 뺐을 때, 다리가 떨어지는 감각을 얻기 쉽도록 '미끄러짐'을 이용합니다. 몸을 지탱하는 역할에서 다리를 해방하고, 트레이닝을 통해 탈력의 속도와 깊이를 더 향상해 나갑시다.

2 발꿈치를 미끄러뜨려 다리를 떨어뜨린다

숨을 내뱉으면서 다리 전체의 힘을 빼고, 발꿈치를 미끄러뜨려 다리를 단숨에 떨어뜨린다. 발꿈치가 잘 미끄러지지 않을 때는 양말 등을 신고 하자. 반대쪽 다리도 같은 방법으로 한다.

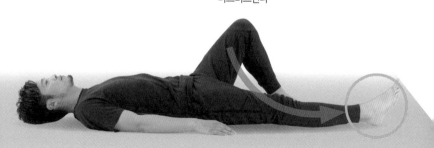

✅ 발꿈치를 곧게 미끄러뜨린다

▶ 잘 떨어뜨릴 수 있게 되면 무릎 뒤쪽이 바닥에 꽤 세게 착지한다

▶ 잘 떨어뜨릴 수 있게 되면 다리 부분이 멋대로 가속하는 감각이 느껴진다

다리 낙하 ① 안정된 자세의 다양한 변형

이번에 소개하는 동작은 모두 187쪽의 2번 동작을 변형한 것입니다. 다리를 떨어뜨리는 각도에 따라 힘을 빼는 부위가 미묘하게 달라지는 것을 직접 경험해보세요. 1을 한 다음, 아래의 동작을 하나씩 해보시기 바랍니다.

무릎을
안쪽으로

무릎을 안쪽으로 쓰러뜨린 다음 발꿈치를 미끄러뜨려 다리를 떨어뜨린다

무리하지 않는 범위 내에서 안쪽으로 쓰러뜨리는 각도를 바꾼다.
떨어뜨릴 때는 숨을 내뱉으면서 단숨에 힘을 뺄 것.

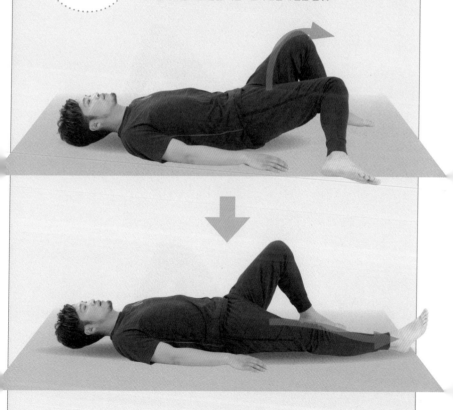

무릎을
바깥쪽으로

무릎을 바깥쪽으로 쓰러뜨린 다음 발꿈치를 미끄러뜨려 다리를 떨어뜨린다

쓰러뜨린 무릎이 바닥에 닿지 않아도 된다. 무릎을 너무 깊이
쓰러뜨려 허리가 붕 뜨지 않도록 주의한다. 무릎을 안쪽으로
쓰러뜨릴 때와 마찬가지로, 떨어뜨릴 때는 숨을 내뱉으면서 단
숨에 힘을 뺀다.

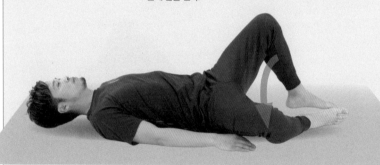

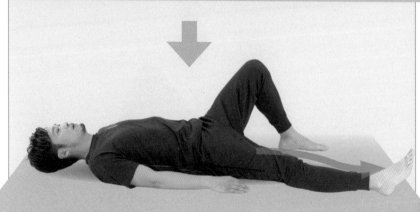

※ 여기에 나와 있는 실제 동작은 186쪽에 나와 있는 QR코드의 영상(0:11~)에서 확인할 수 있습니다.

다리 낙하 ②

한쪽 다리로 서기

동영상은 여기

1 **복사뼈 라인에 맞추어 선 다음, 한쪽 무릎을 들어올린다**

✔ 한쪽 손으로 명치를 누른다

✔ 넓적다리가 바닥과 평행을 이루는 높이까지 다리를 올린다

✔ 발목에는 힘을 주지 않는다

한쪽 다리로 서는 동작은 경기 중에 자주 등장합니다. 이전 동작보다 균형을 잡기가 어려워지므로 그만큼 몸에 힘이 들어가기 쉬우며, 힘을 빼기가 어려운 동작이기도 합니다. 한쪽 다리로 서는 동작을 활용하는 여러 트레이닝에서는 '비틀거리지 않는 것'을 중시해 힘을 바짝 주고 있어도 별로 문제 삼지 않는 모양이지만, 여기서는 다소 비틀거려도 괜찮으니 얼마나 힘을 빼서 다리를 떨어뜨리는지에 초점을 맞춥시다.

2 1의 상태에서 다리를 떨어뜨린다

숨을 내뱉으면서 힘을 빼서 다리를 떨어뜨린다. 몸을 지탱하던 다리 바로 옆에 떨어뜨린다.

✔ 이때 복사뼈 라인이 무너지지 않아야 한다

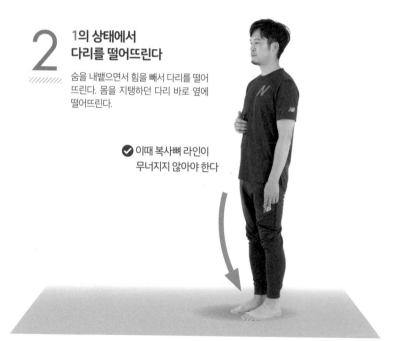

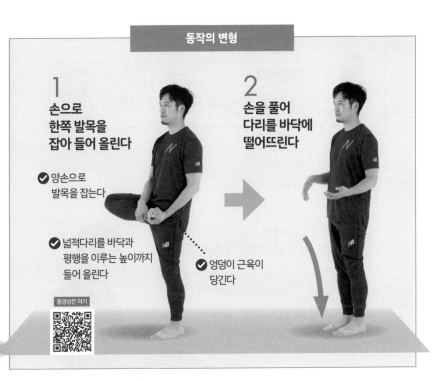

동작의 변형

1
손으로
한쪽 발목을
잡아 들어 올린다

✔ 양손으로
발목을 잡는다

✔ 넓적다리를 바닥과
평행을 이루는 높이까지
들어 올린다

동영상은 여기

✔ 엉덩이 근육이
당긴다

2
손을 풀어
다리를 바닥에
떨어뜨린다

이 점을 확인하기

▶ 힘을 잘 뺄 수 있게 되면 다리를 떨어뜨릴 때 척추가 당겨지는 느낌
을 받는다

▶ 잘 떨어뜨릴 수 있게 되면 힘을 주지 않아도 발바닥이 바닥에 꽤 세
게 착지한다

다리를 흔들며 떨어뜨리기

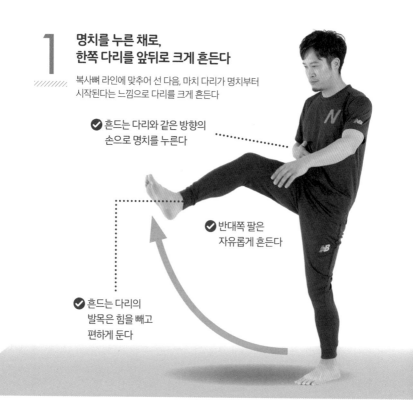

1 **명치를 누른 채로,**
한쪽 다리를 앞뒤로 크게 흔든다

복사뼈 라인에 맞추어 선 다음, 마치 다리가 명치부터
시작된다는 느낌으로 다리를 크게 흔든다

✔ 흔드는 다리와 같은 방향의
손으로 명치를 누른다

✔ 반대쪽 팔은
자유롭게 흔든다

✔ 흔드는 다리의
발목은 힘을 빼고
편하게 둔다

194

한쪽 다리로 서고, 심지어 반대쪽 다리는 흔드는 상황에서 탈력을 이용한 낙하를 활용하기 위한 트레이닝입니다. 다리를 마치 진자처럼 흔들기 때문에 다리가 앞뒤로 가장 높이 올라간 지점에서 반드시 낙하 운동이 발생합니다. 이때 낙하 타이밍에 맞추어 힘을 뺄 수

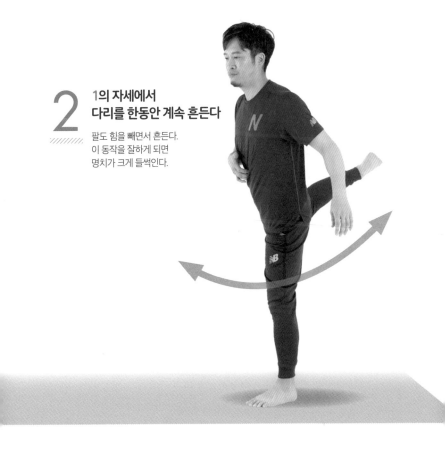

2 1의 자세에서 다리를 한동안 계속 흔든다

팔도 힘을 빼면서 흔든다.
이 동작을 잘하게 되면
명치가 크게 들썩인다.

있느냐가 이 트레이닝의 포인트입니다.

타이밍과 균형을 모두 잡아야 하는 상당히 어려운 훈련이므로 따라 하기 어려운 경우에는 벽이나 손잡이를 잡고 하세요. 몸의 힘을 빼면서 다리를 떨어뜨린 직후에 힘을 조금만 더해서 다리를 더욱 빠르게 휘두를 수 있다면 탈력 스킬이 상당히 높은 수준에 도달했다고 볼 수 있습니다.

이 점을 확인하기

▶ 힘을 잘 빼게 되면 흔들리는 다리에 맞추어 갈비뼈도 함께 움직이는 느낌을 받는다

▶ 잘 떨어뜨릴 수 있게 되면 힘을 주지 않아도 흔들리는 다리의 속도가 더 빨라지는 느낌을 받는다

3
단계

전신·몸통의 급격한 탈력

하체 낙하

명치 거꾸로 빼기

동영상은 여기

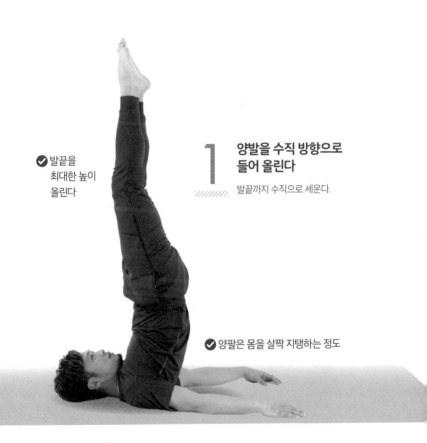

✅ 발끝을
최대한 높이
올린다

1 **양발을 수직 방향으로
들어 올린다**

발끝까지 수직으로 세운다.

✅ 양팔은 몸을 살짝 지탱하는 정도

2 척추를 뒤로 빼면서 양발을 떨어뜨린다

포물선을 그리듯이 다리를 '내리는 것'이 아니라, '떨어뜨려야' 한다. 숨을 내뱉으면서 척추에 들어간 힘을 빼고, 다리를 접듯이 아래로 떨어뜨린다(이때 무릎이 얼굴에 부딪히지 않게 주의한다).

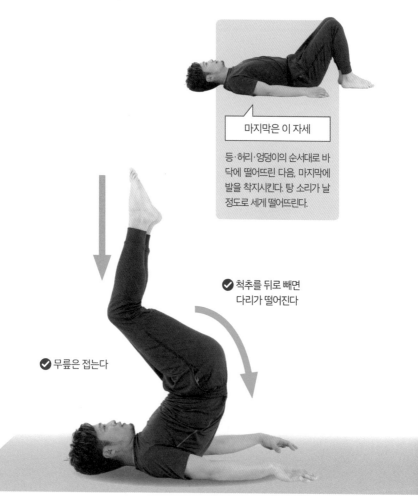

마지막은 이 자세

등·허리·엉덩이의 순서대로 바닥에 떨어뜨린 다음, 마지막에 발을 착지시킨다. 탕 소리가 날 정도로 세게 떨어뜨린다.

✓ 척추를 뒤로 빼면 다리가 떨어진다

✓ 무릎은 접는다

일부러 힘이 잔뜩 들어가기 쉬운 상태 = 양발을 들어올려 척추와 다리의 위치가 반대가 되는 자세를 만들어봅니다.

중력이 작용하는 환경에서 몸을 반대 방향으로 곧게 세우는 일은 보통 어려운 일이 아닙니다. 이런 상태에서 힘을 뺄 수 있다면 실제 경기 중에 몸을 자유자재로 편하게 움직일 수 있을 것입니다. 특히 하반신을 지탱하는 위치에 있는 척추를 얼마만큼 단숨에 뒤로 뺄 수 있는지가 포인트입니다.

이 점을 확인하기

▶ 발끝을 최대한 높이 뻗으면 곧은 자세를 만들기 쉽다

▶ 잘 떨어뜨릴 수 있게 되면 힘을 주지 않아도 발바닥이 바닥에 꽤 세게 착지한다

3
단계

전신·몸통의 급격한 탈력

전신 낙하

컷폴

동영상은 여기

1 복사뼈 라인에
맞추어 선다

✅ 다리는
어깨너비로 벌린다

마지막으로 소개하는 트레이닝은 전신 낙하입니다. 어깨와 척추, 다리의 힘을 동시에 단숨에 빼서 온몸을 떨어뜨립니다.

이를 반복하다 보면 '언제든지 낙하할 수 있는 상태로 서는 방법'을 알게 된다고 생각합니다. 그렇게 서는 방법(상태)이 여러분의 탈력 스킬을 발휘하기 쉬운 상태입니다.

2 무릎의 힘을 빼면서 단숨에 주저앉는다

무릎이 갑자기 풀린 사람처럼 주저앉듯이 떨어뜨린다. 제대로 쭈그리고 앉으려 하다 보면 몸에 힘이 들어가기 쉬우므로 처음에는 엉덩방아를 찧어도 상관없다.

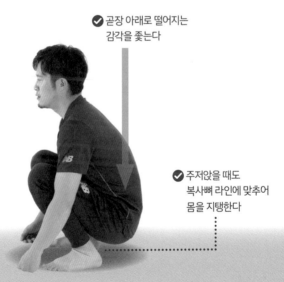

✔ 곧장 아래로 떨어지는 감각을 좇는다

✔ 주저앉을 때도 복사뼈 라인에 맞추어 몸을 지탱한다

멋있어 보이게 서는 방법이라기보다는 언제든지 움직일 수 있게 서는 방법입니다. 이러한 감각의 연장선상에서 경기에 필요한 준비 자세를 만들어보기를 추천합니다.

이 점을 확인하기

▶ 낙하할 때 받는 충격은 복사뼈 라인과 엉덩관절로 받는다
(수직 낙하)

▶ 잘 떨어뜨릴 수 있게 되면 힘을 주지 않아도 꽤 빠른 속도로 주저앉게 된다

트레이닝의 빈도나 횟수보다 중요한 것

앞에서 0~3단계의 구체적인 트레이닝 방법을 소개했으므로 지금부터는 훈련 빈도나 횟수에 관한 생각처럼 조금 기본적인 점에 대해 설명하려고 합니다.

우선 **가장 중요한 것은 '자신의 감각'**입니다.

'오늘보다 힘이 더 잘 빠지는 느낌이 들 때까지 반복/피곤하거나 힘이 들어가는 느낌이 들면 중단'이라는 기준점을 가지고 하시기 바랍니다. 탈력 트레이닝의 목적은 강도를 높여 근육을 비대하게 키우는 것이 아니므로 엄밀히 말하면 횟수나 세트 수를 설정할 필요가 없습니다. **횟수를 정해 버리면 몸의 감각보다 횟수를 좇게 되어 힘을 주거나**

빼는 감각을 찾는 정밀도가 떨어지기 쉽습니다. 만약 어느 정도 객관적인 설명이 필요한 경우에는 '60초간 자신의 페이스를 반복한다'처럼 시간으로 구분하는 것이 좋습니다.

이어서 빈도에 관해 이야기해보겠습니다.

프로 선수를 지도할 때, 저는 설정 빈도를 **하루 12회**로 정합니다. 한 세트를 대략 **30분에서 1시간 안에 실시한다고 계산**합니다. 하루에 한 번, 20분간 훈련하는 것보다 1분짜리 트레이닝을 20회 반복하는 것이 더 효과적이라고 느낍니다.

이는 제가 책에서 여러 번 설명한 패턴과 관련이 있습니다. 패턴을 동작에 붙게 된 습관이라고 설명한 것처럼 패턴은 자신이 알지도 못하는 사이에 형성됩니다. 그렇다는 것은 자신이 알지도 못하는 사이에 매우 자주 반복해온 움직임이 패턴화되어서 몸에 익어버렸다고 말할 수 있습니다. 그래서 저는 수행 능력을 향상하기 위해 자신의 패턴을 바꾸려 할 때, 가장 핵심이 되는 것이 '빈도'라고 생각합니다 (이는 유연성을 향상할 때도 마찬가지입니다).

'프로 선수가 수행 능력을 향상하기 위해 하루에 12회 하고 있으니 나는 5회만 해도 되겠지'라고 생각하든 '프로 선수도 12회를 하는데 나도 당연히 그만큼 해야지'라고 생각하든 그것은 여러분의 마음입니다. 다만 꾸준히 지속할 수 있는 빈도수를 정하는 것이 좋습니다. '꾸준함의 힘'이라는 말이 있듯이 수행 능력을 향상하려면 '꾸준함만이 답이라는 사실'을 기억하시기 바랍니다.

'탈력 트레이닝'은
호흡이 중요하다

탈력 트레이닝에서는 호흡을 매우 중시합니다. **호흡은 '자율신경'과 매우 깊은 관련이 있는데, 이러한 자율신경이 긴장·탈력에 깊이 관여하기 때문입니다.**

자율신경이란 신체를 자동으로 제어하는 시스템입니다. 심신 상태나 환경에 따라 수많은 신체 기능을 자동으로 조절합니다. 이러한 자율신경에는 두 종류가 있습니다.

- 교감신경 **싸움, 즉 심신이 긴장하는 상태를 자동으로 만든다. 흥분하거나 스트레스를 받는 상황에서 활발해진다.**

■ 부교감신경　심신이 휴식·회복하기 위한 상태를 자동으로 만든다. 식사나 수면 중에 활발해진다.

　두 자율신경이 길항 관계에 있기에 어느 한쪽이 작용하면 다른 한쪽이 억제됩니다. 교감신경이 주인공이 될 때는 부교감신경이 조연 역할을 맡게 되는데, 그 비율은 심신 상태나 환경에 따라 자동으로 변합니다.

　이러한 균형이 무너져 버리면 밤에 잠을 자지 못하는 식으로 심신의 컨디션이 나빠질 때도 있습니다. 그렇기에 인간이 높은 수행 능력을 발휘할 때, 두 자율신경의 균형은 어느 정도 정해져 있습니다.

　중요한 점은 이런 **자율신경의 작용이 호흡과도 관련이 있다는 점**입니다. 그렇기에 무도나 스포츠 분야에서는 호흡법을 중요하게 생각했고, 이제껏 다양한 호흡법이 존재해 왔습니다. 당연히 탈력 스킬도 호흡과 매우 깊은 관련이 있다는 사실을 이해하셨으면 합니다.

　호흡의 포인트는 다음과 같습니다.

■ 탈력 트레이닝에서는 공기를 코로 들이마신 다음 입으로 내뱉는다
■ 숨을 내쉴 때는 입술을 오므린 상태에서 '푸'하고 내뱉는다. 숨을 내쉴 때, 볼이 크게 부풀면 잘하는 것이다. 숨은 최대한 길게 내쉰다.

- 인체는 숨을 내뱉을 때 힘을 빼기 쉽게 되어 있으므로 각 단계에서 힘을 뺄 때 숨을 조용히 내쉬도록 한다.

- 힘이 잘 빠지지 않을 때 숨을 '푸'하고 내뱉으면 압력이 너무 세므로 조금 약하게 내쉬도록 조정한다

호흡에는 복식호흡이나 흉식호흡 등 다양한 호흡법이 있지만, 탈력 트레이닝에서는 0단계 때 소개한 '요복호흡'을 실시합니다(일부 트레이닝에서는 등과 가슴을 부풀리는 호흡법을 쓸 때도 있다). 요복호흡을 잘하느냐 못하느냐에 따라 탈력 스킬의 수준이 크게 차이 날 수 있으므로 꾸준히 연습해보시기 바랍니다.

'탈력 트레이닝'을
효과적으로 실시하려면?

마지막으로 여기까지 읽어주신 분들에게 부탁드리고 싶은 점이 있습니다. 이제껏 해온 트레이닝과 탈력 트레이닝을 구분 짓지 말아주셨으면 합니다. 오늘은 파워형 트레이닝을 하고 내일은 탈력 트레이닝을 하는 식이 아니라, **몸에서 힘을 뺄 수 있는 순간을 늘 찾아보셨으면 합니다.** 지금 내 몸에 힘이 바짝 들어가 있다는 사실을 깨달아야 합니다.

물론 이 책에서 소개하고 있는 탈력 트레이닝을 집중적으로 실시하는 것도 중요하지만, 다른 트레이닝이나 연습을 하는 도중에 몸의 힘을 빼는 것을 까먹는다면 지금껏 한 노력이 아무 소용이 없게 됩니다.

모든 동작에 탈력 스킬이라는 필터를 끼웠다고 생각하고, 각종 훈련 외에도 연습이나 시합 도중, 심지어 일상생활에서까지 늘 힘을 뺄 타이밍을 찾아보세요. 탈력 트레이닝뿐만 아니라, 모든 동작에서 힘을 빼는 연습을 하다 보면 **힘이 들어가기 쉬워서 이제껏 여러분의 수행 능력을 방해해온 동작 패턴이 조금씩 개선될 것입니다.**

제 경험상 아마 대다수가 이러한 '탈력 필터'를 계속 낀 채 생활하지 못하고 질리거나 잊어버리게 될 것입니다. 하지만 개중에는 수행 능력을 향상하기 위해 굳게 마음을 먹은 사람도 틀림없이 있을 것입니다. 시간이 걸리더라도 결국 수행 능력이 향상되는 사람에게는 반드시 그런 '집요함'이 있습니다.

그러한 **집요함이야말로 탈력 스킬의 본질이자 성과를 낼 수 있는 사람의 본질**이라 생각합니다.

아무리 의식적으로 힘을 빼려고 해도 신체나 움직임은 그리 쉽게 변하지 않습니다. 금방 쉽게 변할 수 있다는 광고 문구를 내세우는 트레이닝 방법이 많지만, 우리의 몸과 행동에는 패턴이 존재하므로 그리 쉽게 변하지 않습니다. 갑자기 변한 것처럼 보여도 금세 원래대로 되돌아가는 법입니다.

하지만 오랜 시간 자신과 마주하면서 노력을 거듭한 결과 얻게 된 탈력 스킬은 여러분의 수행 능력을 틀림없이 성장시켜줄 것입니다.

'올바른 동작'만 훈련했다가는
부상을 입는다

올바른 달리기 방법, 올바른 자세, 올바른 신체 사용법 등 '올바른 ○○'이라는 표현을 접해본 사람이 많으리라 생각합니다. 물론 이런 관점도 중요하기는 하지만, 이를 너무 맹목적으로 좇다보면 경기에 따라서는 좋은 플레이를 보이지 못하거나 부상을 입을 수도 있습니다.

피겨 스케이트나 육상 경기 같은 종목에서는 올바른 자세 등 '올바른 ○○'을 추구하는 것이 합리적입니다. 열심히 연습한 동작을 경기에서 얼마나 잘 발휘하느냐에 따라 승패가 결정되기 때문입니다. 자신의 움직임을 그 누구에게도 방해받지 않으리라 보장된 스포츠, 이런 스포츠를 '비대인(非對人) 경기'라고 합니다.

그에 반해 축구나 럭비, 테니스는 어떨까요. 대전 상대가 어떻게든 내 움직임을 방해하려 들고, 나도 마찬가지로 상대의 움직임을 방해하지 않으면 이길 수 없습니다. 즉, 상대방의 움직임에 따라 자신의 움직임 또한 변할 수밖에 없습니다. 이런 경기를 '대인 경기'라고 합니다.

대인 경기에서 자신이 생각한 대로 움직이고, 자신의 플레이 방식을 의식하고, '올바른 자세'를 추구할 수 있는 여유로운 순간이 과연 한 경기에 얼마나 될까요?

'동작의 범용성'으로 시선을 돌리다

이 책에서 여러 번 말했지만, 인간이 효율적으로 움직이려면(뛰어난 수행 능력을 발휘하려면) 힘을 주어야 하는 부위가 존재합니다. 달리거나 버티거나 할 때처럼 큰 힘과 빠른 속도를 발휘해야 할 때 사용해야 하는 부위입니다.

이 부위가 제대로 작용하면 힘의 전달이나 연동성이 향상되므로 힘을 빼기가 쉬워집니다. 대인 경기에서 활약하는 선수는 대전 상대와 싸우다가 자신의 자세가 무너질 것 같은 순간이 와도 이러한 부위를 잘 활용할 수 있습니다. 아니면 굳어버리지 않고 재빠르게 자세를 바로잡을 수 있습니다[이런 것을 '리로드(reload)'라고 합니다]. 이런 움직임은 당연히 몸에 힘이 들어간 상태에서는 불가능하므로 뛰어난 탈력 스킬이 뒷받침되었다고 볼 수 있습니다.

그렇기에 대인 경기를 하는 선수가 트레이닝 중에 너무 '올바른 동작'이나 '올바른 자세'에 연연하다 보면 경기가 생각대로 풀리지 않아 궁지에 몰렸을 때, 몸에 힘이 바짝 들어가게 됩니다. 그런 상태에서 무리한 자세를 취하거나 무턱대고 움직이려 하다 보니 부상 위험이 더 커질 수밖에 없지요.

그런 일이 일어나지 않도록 트레이닝 중에는 동작이나 자세의 '올바름' 이상으로 '동작의 범용성(다양한 상황에서 널리 사용할 수 있는)'을 추구하는 관점이 중요합니다. 동작의 범용성을 높이는 트레이닝 내용에 대해서는 다른 기회에 소개할 수 있으면 좋겠지만, 여러 상황에서 움직일 수 있는 몸을 만드는 데에 탈력 스킬이 중요한 기초인 것은 확실합니다.

마치며

저는 학창 시절에 오랫동안 야구 선수로 활동했습니다. 제 포지션은 투수였습니다. 야구를 좋아한 다른 소년들처럼 저 역시도 프로 선수를 꿈꾸었지만, 좌절하고 말았습니다.

야구를 제외한 근력 운동 같은 훈련은 그 누구에게 지지 않을 만큼 열심히 했습니다. 적어도 우리 팀에서는 제가 제일 잘했지요.

그런데도 저는 어깨와 팔꿈치 부상을 비롯한 잦은 부상에 시달려야만 했습니다. 대학에서 야구부 투수를 그만둘 때까지 저는 끊임없이 부상을 입는 선수였습니다. 특히 중학생 시절에 시작된 어깨 통증은 저를 오랫동안 괴롭혔고, 그때부터 스포츠 정형외과며 접골원, 정체교정원 등을 꽤 오래 다녔습니다.

하지만 제 어깨는 쉽게 낫질 않았고, 결국(원인을 알 수 없으니) '일단 근육을 단련하라'라는 말을 듣고, 그때부터 끊임없이 신체를 개조해 나갔습니다. 그리고 그 결과, 당시에 쓰이던 표현으로 말하자면 이른바 '근육 갑옷'을 손에 넣었습니다.

하지만 그런데도 역시 문제는 개선될 기미가 보이지 않았고, 저는 고등학생이 되어도 야구를 계속해야 할지 망설였습니다. 그런데 고등학교 입학을 앞둔 봄방학 때 우연히 서점에서 집어 든 책에서 '속근육(inner muscle)'이라는 개념을 발견했습니다. 처음 접해본 말이었습니다.

물론 그 당시 저는 아직 중학생이었기에 읽지 못하는 어려운 한자도 있었고, 해부학적인 지식도 없었기에 책을 읽어도 온통 모르는 내용밖에 없었습니다. 그런데도 저는 이제껏 해 온 트레이닝에 없던 개념을 보고 기대를 품게 되었습니다. 제가 '동요성 견관절증(loose shoulder)'이라는 증상에 해당하는 것처럼 보였기 때문입니다. 그래서 저는 그 트레이닝에 기대를 걸고, 야구를 계속하기로 마음먹었습니다.

그 책에는 매우 낮은 부하로 트레이닝을 하지 않으면 어깨 심부에 있는 이너 머슬이라 불리는 근육을 제대로 단련할 수 없다고 나와 있었습니다. 큰 힘을 주지 말아야 하는 트레이닝은 그동안 제가 해 온 '온 힘을 다 쏟아부어 몸을 단련하는' 트레이닝 방식과 정반대였습니다.

이너 머슬 트레이닝에는 매우 얇고 약한 튜브(요즘으로 치면 노란색 저항 밴드)를 사용해야 한다고 적혀 있었지만, 그 당시에 일반 중학생이었던 저는 어디서도 그런 튜브를 찾을 수가 없었습니다. 저는 어쩔 수 없이 자전거 타이어 튜브를 세로로 얇게 자른 다음, 우유갑으로 손잡이를 만들어 달아 저만의 연습 도구를 제작했습니다. 돌이켜 생각해보면 일종의 회전근개(Rotator cuff) 훈련이나 국소 근육(Local muscles) 훈련이었습니다.

기대한 대로였다고 해야 할지, 거의 독학한 것치고는 운이 좋았다고 해야 할지 그 후 제 어깨는 매우 좋은 반응을 보여주었습니다. 물론 제 투구법에 근본적인 문제가 있었기 때문에 충분하지는 않았지만, 그대로 늘 부상에 시달렸던 당시의 저에게는 그야말로 구세주 같은 훈련법이었습니다.

'좀 더 빨리 알게 되었더라면 좋았을 텐데.' 진심으로 이렇게 생각했습니다.

그 후 저는 교육과 바이오메카닉스, 그리고 의료 분야를 경험하면서 지금의 자리에 이르게 되었습니다. 그 당시에는 그 어디에서도 찾을 수 없었던 노란색 저항 밴드는 이제 누구나 손쉽게 살 수 있게 되었고, 속근육 트레이닝도 더는 접하기 힘든 정보가 아니게 되었습니다.

＊＊＊

　요즘 세상에는 각양각색의 훈련법이 넘쳐나지만, 탈력이라는 개념을 중심으로 한 트레이닝 체계는 여전히 충분하지 못한 느낌입니다. 탈력은 결코 새로운 개념이 아니며, 사실은 예전부터 무도의 달인이나 세계적인 선수들이 그 중요성을 끊임없이 알려온 고등 기술입니다. 하지만 그동안은 줄곧 타고나는 '감'처럼 여겨졌을 뿐, 훈련법의 일종으로 취급된 적이 거의 없었습니다.

　탈력 스킬이라는 개념과 탈력 트레이닝은 '탈력'이라는 신체 현상을 중심으로, 여기에 관여하는 신체 조작을 체계화한 것입니다. 저는 '힘을 주는 것은 잘하지만, 힘을 빼는 것은 어렵다'라는 고민을 안고 있는 선수나 힘을 잘 빼지 못해 부상을 당하거나 수행 능력이 향상되지 않는 선수가 너무 많은 현실에 문제의식을 느끼고 이러한 체계를 구축했습니다.

　이제껏 많은 프로 선수들이 탈력 스킬을 갈고닦아 부상의 위험에서 벗어났으며, 그것이 선수들의 수행 능력 향상에도 도움을 주었습니다. 그러니 여러분도 진지하게 실천해보세요. 틀림없이 새로운 가능성을 만나실 수 있을 것입니다.

　부디 이 책이 여러분에게 '그때 탈력 스킬을 알게 되어서 정말 다행이었어'라는 말을 들을 만한 지혜가 되기를 진심으로 바랍니다.

마지막으로 이 책의 집필·출간을 도와주신 많은 분에게 진심으로 감사의 말씀을 드립니다.

나카노 다카시(中野 崇)